LA SALUD NO ES COSA DE DIOS

Clarisa Diez González

Primera edición: Enero 2017

© Copyright. Clarisa Diez González

Diseño de portada Abel. Fdez

ISBN-13: 978-1540802729

DEDICATORIA

A las personas que buscan refugio en el silencio, porque no se sienten comprendidas.

A las que ven la vida como una esfera vacía, en la que sólo resuena el eco de su dolor.

A las que se revelaron a aceptar el camino que otros les marcaban.

A ellas dedico mi libro, porque ellas me inspir

ÍNDICE

INTRODUCCIÓN

La primera parte de este libro se fundamenta en experiencias de mi propia vida, una época larga, de décadas de sufrimiento sin tregua alguna, que por fortuna ya pasó.

Como es fácil de suponer, hablar o escribir sobre uno mismo, lleva implícito un cierto grado de valentía, para vencer el pudor que produce desnudar tu interior y exponer públicamente lo más íntimo de uno mismo.

Sólo cuando la motivación que te lleva a romper la timidez, es lo suficientemente fuerte, te atreves a quitarte ese escudo protector con el que todos caminamos por la vida

A pesar de que han transcurrido casi veinte años desde que dejé atrás la oscura celda en la que me tenía prisionera la maldita depresión. No me olvido un solo día de todas esas personas, que en este momento o en otro, están sufriendo, la mayoría de las veces en soledad, la tortura tan grande, que infringe la enfermedad del alma.

Por ellas, por la inmensa empatía que me despiertan. Y por si, mi experiencia les puede ayudar a encontrar la raíz de su sufrimiento. *ESCRIBO ESTE LIBRO.*

Amigo lector, si estás buscando un remedio que te permita salir de ese agujero negro, que no te deja vivir la vida en plenitud, ojalá encuentres pronto ese **milagro**, las enfermedades del alma, se curan con **"milagros".** Y si tuvieras la mala suerte de encontrarte en la encrucijada de tener que elegir entre las personas que te "aman" y tú voluntad. No dudes ni un momento. No olvides este título: *LA SALUD NO ES COSA DE DIOS.*

* * *

En la segunda parte, intento hacer reflexionar a los lectores, sobre los convencionalismos sociales, intrínsecos en la cultura en la que nos formamos como adultos. En ocasiones, son valores que nos transmitieron y que se convierten en costumbres atávicas, que restan libertad a las personas para tomar decisiones sobre sus vidas, sin tener que pasar por la molesta prueba de ser juzgados.

En este libro, animo a cuestionar sin miedo todo aquello establecido, que nos haga sentir incómodos y nos impida avanzar en el camino del crecimiento: Familia, religión, política, medicina. . .

CAPITULO 1

EL PESO DE VIVIR

Como todos los soñadores.
Confundí el desencanto, con la realidad

(Jean Paoul Sartre)

Cuando sufres depresión, el mundo que te rodea desaparece, no tienes nada que decir, tu vida está vacía, porque solo prestas atención a la voz interna que constantemente te martillea con la pregunta ¿Cómo debería vivir? ¿Cómo será mi vida en el futuro?

La primera vez que tuve en mis manos lo que se ha dado en llamar un libro de autoayuda, fue una tarde de comienzos de otoño, cuando la luz toma tintes dorados y violeta.

Eran las seis de la tarde y sin nada mejor que hacer me había aislado dentro de las paredes de mi dormitorio, cerrando la puerta, dejando detrás de ella un mundo que no me gustaba; hacía mucho tiempo que se había tornado vacío y hostil para mí, de modo que huía de él, refugiándome dentro de mí misma.

No eran habituales las visitas que me hacía mi amiga Pilar, después de muchos años de compartir vecindad nuestras vidas habían tomado distintos derroteros; según me contó la última vez que nos vimos, hacía unos meses que se había apuntado a clases de yoga y por el entusiasmo que ponía en narrarme las infinitas cualidades y beneficios, que le habían reportado tanto el grupo de compañeros con los que compartía dos horas a la semana, como los ejercicios del yoga; su vida había experimentado un cambio notable, según ella, muy positivo.

Mi amiga, era consciente del estado de abulia y depresión que yo arrastraba desde hacía años, cuando nos conocimos, yo ya estaba atrapada en las garras de una depresión "endógena" al menos eso era lo que me habían diagnosticado varios psiquiatras y psicólogos, pero entonces, aún no había alcanzado el grado de intensidad al que llegó pasado un tiempo, cuando la falta de interés que tenía por todo, fue ganando terreno a la iniciativa y a las ganas de vivir.

Con la mejor intención, mi amiga llegó dispuesta a captarme para su grupo de yoga y para vencer mis resistencias, comenzó a narrarme las infinitas cualidades de ésta disciplina que, según ella iban a acabar con mi sufrimiento. Debo reconocer que hacía todo lo que estaba en sus manos para que me integrara por ese grupo, con el que además de las clases de yoga, había entablado una bonita amistad, que le proporcionaba momentos muy agradables de tertulias y cafés.

Para vencer más fácilmente mi resistencia, comenzó por ofrecerme una amplia bibliografía de libros de autoayuda, con los que había hecho una lista de publicaciones, que llevaba anotada en un trozo de papel, Y con gran delicadeza y sin insistencia, sacó del bolso, sentada en borde de mi cama, dejándola sutilmente en la mesilla de mi dormitorio.

Ahora que han transcurrido varios años, con la perspectiva que dan el tiempo y la distancia, intento imaginar la impresión que causaría en mi amiga aquella actitud derrotista, que mi imagen proyectaba metida en la cama a media tarde, sin otra excusa que no fuera mi desgana.

Convencida de lo inútil que iba a resultar conseguir persuadirme a base de argumentos, con gran sutileza, antes de irse, mi amiga dejó sobre la mesilla de noche, junto a la lista de títulos que traía anotada en aquel trozo de papel; una especie de libreta encuadernada en una espiral de alambre de tamaño pequeño, con una portada de colores neutros y relajantes.

Aquel ejemplar, era un diario, en el que debía anotar los cambios de ánimo que tenía durante el día, de la mañana hasta la hora de acostarme por la noche. Y antes de dormirme, tendría que hacer también unos ejercicios mentales de autoafirmación. Según mi amiga, aquel libro era el indicado para iniciarme en el cambio, luego vendrían otros que tenía pensado dejarme, pero esos serían para un nivel más avanzado.

—¿Moda? ¿Negocio?—

En aquella época, comenzaban a proliferar gran número de publicaciones de terapias naturales" también llamadas *alternativas*. Estos libros se vendían como rosquillas y a pesar del aluvión de publicaciones que salían, las librerías quedaban en pocos días sin existencias. Había comenzado el gran negocio de librerías y editoriales, que se repartían pingües beneficios.

Sin embargo, en aquellos momentos, el libro en cuestión no despertó ninguna curiosidad en mí o si despertó alguna, sin duda era menor que la fuerte presión que sentía en torno a mi garganta, así como también lo eran las ganas de llorar que con gran esfuerzo reprimía constantemente, tal vez, por no tener motivo para justificarlas. A pesar del sufrimiento que llevaba tanto tiempo soportando, si de algo estaba segura, era de que en mi caso, la promesa de cambio que supuestamente guardaba aquel libro en sus páginas, se perdería sin ser aprovechada; suponiendo que en sus páginas hubiera algo aprovechable.

Durante unos días me olvidé por completo de las clases de yoga, de los "libros milagro" que mi amiga me ofrecía, con su mejor voluntad. No era de extrañar mi escepticismo y hasta mi rendición, teniendo en cuenta el largo periplo que llevaba por consultas de médicos, psicólogos, psiquiatras naturistas. . . A pesar de que en muchos casos mis consultas eran de pago y —no muy baratas por cierto— con el paso del tiempo me había convertido en una paciente incómoda, que con cada visita que hacía a los especialistas, pedía un remedio a mi sufrimiento, para el que no tenían nada que ofrecerme.

—Enfundados en una bata blanca, me miraban por detrás de la mesa de su involuta consulta, con bonitos cuadros al fondo— Un entorno deliberadamente diseñado, para marcar un espacio de distancia o barrera infranqueable, entre médico y paciente, que a mí, me hacía sentir más vulnerable e insignificante de lo que ya me veía de ordinario.

Dentro de este escenario al que yo iba buscando remedio a mi sufrimiento, lo único que obtenía eran diagnósticos imprecisos y ambiguos *Depresión endógena* lo llamaban, un saco roto en el que cabían todas las preguntas que no sabían responderme. En otras ocasiones, el diagnóstico cambiaba de nombre y me iba a casa con otra etiqueta distinta, *neurosis fóbica*. . . Según ellos, tal vez heredada de algún antepasado que yo no había conocido. ¡Por títulos no quedaba la cosa! Pero todos llevaban implícitos el condicionante de *incurables*.

Para suavizar algo el diagnostico o tal vez para mantenerme como paciente fija, prometían intervalos de mejoría en el tiempo, siempre que no abandonara las consultas periódicas que hacía. Pero dejándome bien claro que, este tipo de depresiones, eran para toda la vida, por ser el propio enfermo el que las causaba, de ahí el calificativo de *endógenas.*

—Como es de suponer mi mente estaba condicionada por esos pronósticos fatalistas, hasta el punto, que cada día que me sentía algo mejor, mi alegría me duraba poco, al recordar aquello de "endógeno" y de esta manera, automáticamente mis temores se convertían en una profecía auto cumplida—

Esta espada de Damocles en forma de diagnóstico, me acompañó durante décadas, y condenó mí vida a un sufrimiento sin remisión. Sin duda alguna, mi existencia se desarrollaba dentro de en un túnel largo y oscuro, en el que no había el menor atisbo de salida.

No solo era el ánimo el que tenía enfermo, mi cuerpo hacía aguas por todas partes, somatizaciones salvajes me impedían hacer una vida normal. Fobias y miedos irracionales a las cosas más cotidianas, hacían que mi vida se redujera a la mínima expresión. Si era poco el sufrimiento de cada minuto que vivía, no lo era menos el saber que no había remedio para mi "enfermedad" ya que todos los especialistas coincidían en poner nombres a mis somatizaciones: —**Neurosis fóbica**, **depresión endógena**— y en diagnosticarme que mi padecimiento, sería un compañero de por vida. Como pueden imaginarse, el panorama que se dibujaba en el horizonte de mi vida era aterrador, teniendo en cuenta que era una mujer muy joven todavía.

CAPITULO 2

SOMATIZACIONES

En tiempos de adversidad y cambios.
Es cuando descubrimos quiénes somos.
Y de qué estamos hechos.

El concepto de somatización, se pude definir como el proceso que la persona sufre cuando, convierte un conflicto psicológico en un malestar físico.

Hasta hace poco tiempo, la medicina solo consideraba como enfermedades de origen psicológico, algunas úlceras de estómago, la hipertensión, cefaleas y algún que otro síntoma, pero no muchos más. Dejando fuera del ámbito de la mente, cualquier otra enfermedad; en realidad, la medicina se ocupa más en combatir el síntoma, que en buscar el origen, y si lo hace, cree más en la genética que en el ambiente ecológico que rodea a la persona.

Siendo cierto que convivimos con agentes contaminantes que pueden dañarnos la salud. *Contaminación, estrés, mala alimentación, tabaco, drogas. . .* También existen realidades paralelas, que se ocultan detrás de convencionalismos arraigados en la sociedad, que parece no interesar a nadie sacar a la luz. Es como si la medicina convencional, menospreciara y prefiriera pasar de largo a la hora de evaluar y diagnosticar, *las circunstancias que confluyen en el entorno del enfermo y que pudieran tener un papel importante en el desarrollo de su enfermedad*

Sin embargo, la neurociencia, habla abiertamente de la estrecha relación que existe entre la mente y el cuerpo, y mantiene la teoría que el síntoma, es la expresión física de un conflicto emocional, del que el paciente en ocasiones ni siquiera es consciente.

Sabemos que somos influenciados por el entorno en el que vivimos, pero la manera de interpretar lo que nos sucede dentro del ámbito que nos rodea, depende de varios factores, como pueden ser: La educación que hayamos recibido, la religión que profesemos, además de otros condicionantes culturales y medioambientales, en los que fuimos educados y en los que se forjó nuestra personalidad.

—La mente es plástica, el cuerpo, también—

Dependiendo de cómo interpretemos los mensajes que recibamos del entorno, así nos van a influenciar en la mente y en el cuerpo, pues ambas partes configuran el TODO que representa el ser humano y ambas partes se corresponden.

Nuestro sistema inmune, se ve influenciado de manera positiva o negativa, dependiendo de cómo nos afecte ese entorno. El estado de ánimo no es el mismo en una boda que en un funeral, y seguramente la composición química de nuestro cuerpo tampoco lo sea. Aunque no se debe aplicar estas teorías de manera generalizada y por supuesto, tampoco en el mismo grado ni en la misma medida, pues el modo de procesar la información que le llega del exterior, es diferente en cada persona, hay que tener en cuenta que lo que para una persona le supone un impacto emocional fuerte, para otra no lo es tanto, igual que la capacidad de reacción ante la desgracia tampoco es la misma. Unas personas se recuperan mejor y en menos tiempo que otras, a éste proceso se le llama *resiliencia.*

— Un delicado equilibrio —

La salud es un estado natural que se sustenta en un equilibrio complejo y delicado, la rama de la medicina denominada *psiconeuroinmunología,* estudia la interrelación que existe entre el estado emocional y la salud física. La mente y el cuerpo constituyen una unidad indivisible, y lo que afecta a una parte, inevitablemente repercute en la otra. También se reconoce a nivel científico, que un bajo estado de ánimo se corresponde con un sistema inmunedepresivo, en el mismo nivel de resistencia. Por lo tanto cuando el estado ánimo es bajo y deprimido, indefectiblemente deja a la persona vulnerable ante las enfermedades. A mí me gusta decir, que para que un virus entre en nuestro organismo, las defensas han tenido que abrirle la puerta.

Todos convivimos habitualmente en ambientes donde compartimos espacios con otras personas, por motivos de trabajo, viajes, reuniones, en ocasiones en dependencias cerradas, quizá en épocas de epidemia de gripe, en los que unas personas se contagian y en cambio otras no. Este es un claro ejemplo de que nuestro organismo tiene la capacidad de protegerse ante las agresiones externas, si se encuentra dentro de ese equilibrio interno, que le hace fuerte.

—Nada es absoluto —

Dentro de la medicina científica, hay un médico que pone mucho empeño en subrayar el concepto de subjetividad, en los tratamientos que se emplean, cómo en el modo de abordarlos. Es el renombrado Dr. Deepak Chopra, gran eminencia en el campo de la neurociencia, autor de más de treinta libros, enfocados hacia una medicina personalizada y holística, partidario de emplear terapias alternativas, sin prescindir de los avances tecnológicos de la medicina científica.

Muchas veces he pensado, cuánto sufrimiento me habría evitado, si en mi época de paciente "incurable" hubiera tenido la oportunidad de conocer sus teorías. Entre las muchas que proclama, está la desmitificación de la figura del médico, despojándole de ese poder omnipotente que le coloca por encima del paciente, débil e indefenso, dificultando una comunicación entre ambos, más personal y fluida.

En el proceso del tratamiento de una enfermedad, El Dr. Deepak Chopra, otorga el protagonismo al enfermo y le sitúa en un plano superior al de cualquier otra entidad, ya que en definitiva, es el sujeto sobre el que se va a actuar y a

24

quien hay que tener informado en todo lo referente al protocolo que se va a emplear para su tratamiento, con sus pros y sus contras. ¿Sustancialmente diferente verdad? Sobre todo en ocasiones en las que se aplican tratamientos y terapias, sin explicar previamente al enfermo, los efectos colaterales del fármaco.

— La sutileza de la mente—

En una conferencia que el Dr Deepah Choprak imparte ante un foro de médicos en un hospital. Hablaba sobre efecto placebo y del opuesto, el efecto nocebo, en los siguientes téminos.

En un viaje que hizo a Australia, Deepak Choprak, tuvo la ocasión de conocer un rito que aún perdura y que se lleva a cabo en los poblados de aborígenes de ese país. Cuando una persona de estas tribus enferma, va a visitar al gurú o curandero, lo que en esa cultura representa el médico. El chamán, va vestido con una túnica de leopardo, y porta adornos y pinturas en el cuerpo y el rostro, que le dan un porte de fuerza y mucha energía. Mientras ejecuta una danza en torno al enfermo y le practica imposiciones de manos y otros ritos, entona mantras invocadores a los espíritus, que aportan un carácter de solemnidad al acto; al finalizar, le da un hueso de canguro y le ordena que salga fuera y señale con el hueso a quien él crea culpable de sus males.

Parece ser, que la persona que ha sido señalada a los pocos días comienza a sentirse mal, con episodios importantes de vómitos y diarreas y lentamente, comienza a deshidratarse. Como ha sido señalado como culpable, tampoco cuenta con la estima ni ayuda de los miembros de la tribu, que le abandonan a su suerte y poco a poco va debilitándose, hasta que muere.

Por lo visto las autoridades han comenzado a pensar en tomar alguna medida respecto a éstas prácticas, considerándolas como asesinatos indirectos. Es en éste punto es donde el Dr Deepak Choprak se ha detenido, para llevarnos a pensar en la fuerza que tiene sobre nuestra mente y por consiguiente, sobre la salud de nuestro cuerpo, una idea preconcebida. Un rito convertido en costumbre y aceptado por los aborígenes como justicia social, les lleva a enfermar y en su caso a aceptar como castigo, unos síntomas preconcebidos por su cultura.

El Dr Deepak, nos sitúa ante la fuerza de los símbolos y compara el hueso de canguro, la túnica de leopardo y los ritos del chaman, con el status social del médico, la bata blanca, el entorno de un hospital o consulta médica, y el prestigio que le otorga la ciencia. Indudablemente, son muy diferentes los ámbitos en los que están situados, médico y enfermo.

El enfermo se siente desorientado, fuera de su entorno habitual, con la energía debilitada por la enfermedad, convertido en un paciente dócil y dispuesto a aceptar el diagnóstico del médico y convertirlo en una opinión irrevocable.

—**La creencia más peligrosa, es aquella que está restringida al dominio de los expertos**—

(Richrard Bach)

Cuando dejamos de cuestionar las normas que rigen en la sociedad y las acatamos sencillamente por estar establecidas, nos convertimos en personas vulnerables a informaciones erróneas, que pueden afectarnos de manera negativa, por no haberlas pasado antes por el tamiz de nuestra subjetividad.

Debemos de ser conscientes de que, para gozar de buena salud mental y fortalecer la autoestima. —**Es imprescindible no renunciar al derecho a cuestionar cualquier opinión, que por intuición o por convencimiento propio, nos haya inspirado duda o desconfianza**—

—**Un barco que navega a la deriva**—

Cuando una persona vive mucho tiempo sin tomar decisiones sobre cualquier faceta relevante que le concierna a sí misma, se ha convertido en alguien dócil y adaptable a las circunstancias, abandonando el derecho que tiene a defender sus opiniones. Esta renuncia de sí mismas, que por diversos motivos, hacen algunas personas, les va a pasar factura si en algún momento de su vida se ven obligadas a efectuar un cambio. Entonces se sentirán desbordados por las circunstancias y quizá se puedan desestabilizar emocionalmente, llegando a perder la perspectiva del rumbo de su vida y de su futuro.

Si caes en la inercia de una vida sin iniciativa, estarás bloqueando la energía, y poco a poco irás plegándote tanto sobre ti mismo, que puedes acabar convirtiéndote en una especie de agujero negro, que te fagocitará sin remisión. Pero aún en los momentos más críticos de la vida de cualquier persona, sigue latente dentro de ella el instinto de supervivencia, como bien dice el refranero popular *La esperanza, es lo último que muere*. Concretamente alguna de esas semillas de esperanza, debía de albergar yo dentro, pues a pesar de haber sido etiquetada tantas veces por psicólogos y psiquiatras con diagnósticos lapidarios, aún conservaba esperanzas de encontrar un médico que fuera capaz de *"curarme"* esa extraña enfermedad, que no se dejaba ver por ninguna de las sofisticadas máquinas de los hospitales, pero que convertía mi vida en un continuo sufrimiento.

—Buscando alternativas—

Supuestamente, aquel libro que estaba sobre la mesilla de mi dormitorio, representaba el revulsivo que necesitaba para enlazar mi atonía con los primeros pasos hacía el cambio, al menos eso pensaba mi amiga.

Antes de comenzar a leerlo, eché una ojeada a las páginas centrales, es una mala costumbre que tengo desde niña y de la que me cuesta desprenderme. Por lo que pude percibir, el grueso de su contenido se basaba en ejercicios de visualizaciones y técnicas de relajación, para los que yo no me sentía en aquel momento con fuerzas ni motivación de llevar a cabo. Por entonces, cualquier tarea por sencilla que fuera, era probable que desbordara mi capacidad de reacción. Y dejándome llevar por mi desgana, cerré el libro a la espera de encontrar un momento en el que me sintiera más motivada, como el estudiante que pospone los deberes escolares para el último momento.

Pasados unos días, en unos de esos momentos en que tenía la mente algo más despejada de la confusión que me producían los fármacos que los médicos me recetaban, pensé en lo preocupada que se había ido mi amiga al ver el estado en que me había quedado, y giré la vista hacia el libro que continuaba en la mesilla de noche. Me sentí mal por no valorar como merecía la atención que tenía hacia mí, y también pensé en tomar precauciones por si me llamaba para pedirme una opinión sobre su contenido, así que con desgana y lentitud alargué el brazo hasta la mesilla y lo tomé para echarle una segunda ojeada, esta vez algo más extensa.
 En esta ocasión comencé por el principio, me había comprometido conmigo misma a leerlo de manera ordenada y prestarle la mayor atención posible.
Sin embargo, he de confesar que mi buena intención no llegó más allá de las diez primeras páginas, y no fue por desdén ni pereza, por lo que renuncié a dedicar más tiempo a su lectura, ese esfuerzo lo hubiera superado, a pesar de que mi estado de ánimo no fuera el idóneo para la lectura; lo que me echó para atrás, fueron la cantidad de obviedades que había en sus páginas. Frases hechas, redundantes hasta el tedio, eran sobrado motivo para que lo cerrara, casi con indignación.

Hay cosas inútiles, vacuas de contenido, pero no existe nada que por muy anodino que sea no tenga la capacidad de transmitir algún mensaje o sentimiento. Aquel libro, contenía en su esencia todos esos calificativos y claro que transmitía algo. . . A mí en concreto, me indignaba cada página que leía, me sentía como si su autora, me estuviera llamando tonta en mí misma cara.

Aquel libro de "autoayuda" era el primero que había llegado a mis manos y a pesar de la enorme popularidad que ésta temática estaba teniendo entre las personas comprometidas con un proceso de cambio, para conseguir un "bienestar pleno," yo comenzaba a darme cuenta que a mi concretamente, iba a servirme de muy poco. *Si yo pude, tú también puedes.* Con ésta frase lapidaria comenzaba aquel tratado milagroso que servía para todo. Los razonamientos que hacía la autora, eran tan lineales y simples que solo le faltaba decirles a quienes buscaban remedio a su mal, que si estaban sufriendo era porque no había leído su libro, al que sin pudor alguno, catalogaba como una especie de vademécum para la felicidad.

Cada vez que pensaba en los miles de ejemplares que se estaban vendiendo y en el dinero que pagaban los lectores por un libro que contenía un mensaje falso. . . Una especie impotencia e indignación me invadía por completo, al ver de qué manera tan descarada engañaban a la gente.

Afortunadamente no fue mi caso, pues fue suficiente aquella primera frase para darme cuente que estaba ante un auténtico fraude.

—La lógica de la experiencia—

A pesar de la baja autoestima que tenía por aquella época, y de la propaganda que hasta mi había llegado sobre los efectos *palanca* que éstos libros transmitían para sacar a la gente de depresiones y fobias. Algo dentro de mí me decía que, si un libro era capaz de curar una depresión de tantos años, no debía ser muy difícil salir de ella. Y era consciente de que había muchas personas que igual que yo llevaban años esforzándose cada día por salir de ese sufrimiento.

¿Cómo iba a ser posible, que lo que no habían conseguido tantos doctores, terapeutas y naturistas, los cientos de pastilla que había tomado, además de los agotadores esfuerzos que mi familia y amigos hacían para animarme; me lo ofreciera aquel libro en unas cuantas hojas? ¿Qué estaban haciendo los psicólogos y psiquiatras que no iban corriendo a comprarlo?

Por otra parte, en contra de mi escepticismo estaba la propaganda que hacía la gente, entusiasmada por los descubrimientos y oportunidades que les brindaban estos libros. Testimonios de personas que ayudadas de los consejos que encontraban en sus páginas, habían conseguido salir de trastornos psicológicos. *Alcoholismo neurosis, fobias, depresiones. . .* ante tanto prestigio divulgado ¿Quién era yo para cuestionarlo?

¡Cuánta mentira! ¡Cuánta verdad a medio contar! ¡Cuánto fraude!

Sin embargo, he de reconocer que aquel aluvión de propaganda, hizo mella en mí criterio, y una duda se interponía entre las opiniones de la gente y la que yo tenía al respecto. Nada perdería por leerlo, sería solo un esfuerzo más por mi parte, para salir adelante y comenzar a vivir con pleno dominio de mi misma, sin depender de tantas pastillas como tomaba. Quizá fuera el último cartucho que iba a quemar, antes de tirar definitivamente la toalla y rendirme al destino que los médicos y psicólogos me habían pronosticado. Conocía sobradamente el futuro que me esperaba y ciertamente, cada día me encontraba con menos fuerzas para afrontarlo. Así que con cierta desgana, abordé la tarea de dedicar tiempo y atención a los múltiples consejos e indicaciones que contenían sus páginas.

—Nada es inocuo—

Si la lectura de aquel libro solo hubiera producido en mí el efecto de una desilusión más, la cosa habría quedado en una pérdida de tiempo, algo que por entonces no me importaba demasiado, dada la indolencia en la que me había instalado, el tiempo era lo que menos me preocupaba. Pero debido a la baja autoestima que entonces tenía, dudaba a cada paso que daba y cualquier cosa que me planteaba hacer, por lo que iba cosechando fracaso tras fracaso, hasta llegar a pensar que mi incapacidad para sacar provecho del libro que me había dejado mi amiga, era tan grande que donde otros veían soluciones, yo no conseguía ver nada que me fuera útil. Y una vez más di por hecho que mi enfermedad era un destino, que no me quedaba más remedio que asumir.

—Cuando crees una mentira.
Equivocas el camino—

Cuando se desvanece la última esperanza que le queda a la persona que sufre, y se rompe ese hilo finísimo que la conecta con la proyección de futuro e incluso éste desaparece del horizonte de su vida. En ese momento, la persona pierde toda perspectiva y entonces el sufrimiento toma otra dimensión, invadiendo todos los ámbitos de su existencia.

Si las páginas de aquel libro que tanta gente preconizaba no me daban ninguna solución para mi sufrimiento y por el contrario, propiciaba que me hundiera aún más en la sima en la que me encontraba, por hacerme pensar que tal vez yo fuera la *culpable* por no tener la suficiente fuerza e inteligencia para servirme de su mensaje y saber aprovecharlo. ¿No era ésta duda acaso un daño a la autoestima y un motivo para claudicar?

—Cuando estás débil, eres vulnerable y los enemigos te acechan por todas partes. Tus defensas, psíquicas y físicas, que tanto montan, están agónicas y las barreras de protección, están permanentemente abiertas—

Sin embargo a nadie se le ha ocurrido pensar que un libro de "autoayuda" pueda ser una herramienta contraindicada en manos de una persona que sufre y que en momentos de angustia, busca en él precisamente, AYUDA.

En muchas ocasiones al pasar por el escaparate de alguna librería y ver expuesto en lugar destacado alguno de estos ejemplares, con una portada luminosa y con un título categórico, que atrae la mirada de las personas que sufren, lo mismo que un panal de miel atrae a las abejas. No puedo dejar de pensar en el dolor que les va a causar el desengaño, que sentirán al ver frustradas las pocas esperanzas que les quedaban, si lo compran .La mayor parte de ellos ofrecen consejos y soluciones sin ningún rigor profesional, narran sin pudor casos de personas que han superado problemas serios de salud de índole física y psicológica. Amparándose en la protección que les da el saber que nunca van a ser contrastados, jugando de esta manera con las esperanzas y con el sufrimiento del enfermo que lo lee.

Si vender ilusiones falsas fuera poco dañino y miserable, quizá solo disculpable por la ignorancia de quienes lo propagan, además lo rotulan de manera llamativa con un, SI YO PUDE, TÚ TAMBIÉN PUEDES, todo ello aderezado con una premisa ineludible, *PENSAR SIEMPRE EN POSITIVO* . . . mañana tarde y madrugada, y si nos asaltara algún temor hacia algo, desecharlo inmediatamente.

¿Se les ocurre algo más parecido a vivir fuera de la realidad, que seguir esos consejos? en el supuesto que se pudiera conseguir un control tan literal de nuestra mente. Esta especie de doctrina, se predica en algunos grupos de yoga, tahi chí, meditación. . . hasta caer en el misticismo, contaminando éstas prácticas milenarias tan aconsejables para el equilibrio psíquico y mental. Abusando del sufrimiento y debilidad de las personas que acuden a sus clases o seminarios en busca de ayuda, en ocasiones pagando importantes cantidades de dinero, Algo comprensible, pues cuando el desaliento ha invadido el ámbito emocional de la existencia de una persona, cualquier promesa que le vendan, se convierte en una tabla de salvación a la que asirse en medio del naufragio en el que vive. ¡Consejos, consejos! **—Pero nadie les dice que, para que se produzcan cambios en su mente, antes han tenido que producirse en su entorno—** Una máxima irrefutable.

Lo peor llega, cuando después de leer y releer el libro mágico, de hacer todos los ejercicios recomendados, de asistir a las clases de los gurús de turno, el milagro no se produce. Tantos desengaños son un choque de frente con la realidad, que de nuevo coloca a la persona en la línea de salida, pero con menos fuerza y esperanzas para continuar.

Como en estas situaciones, la autoestima está bajo mínimos, lo normal es que piense que quien ha fallado haya sido una vez más ella, que está atascada y es incapaz de **salir** de la ratonera en la que lleva atrapada desde hace años, y si no puede conseguirlo ni siquiera con la ayuda de un libro que ha ayudado a tantas personas, quizá sea por no ser lo suficientemente fuerte o no saber interpretar correctamente su contenido.

De esta manera tan sencilla a la vez que devastadora para quien siente la decepción de sí mismo, una vez más, la "ayuda" se convierte en todo lo contrario y vuelva a caer, pero más hondo aún, en el pozo en el que ya se encontraba. Para volver a repetirse la eterna pregunta; ¿Dónde está la salida? Está claro que lo que tengo es incurable, ¡Tienen razón los médicos!

—**La aceptación mental de un diagnóstico acertado o equivocado, marca un punto de inflexión en la actitud del enfermo. Este es un riesgo al que estamos expuestos cada vez que acudimos a la consulta de un médico—**

Cuando se trata de trastornos emocionales, los diagnósticos son menos precisos y entendibles para el enfermo, que no posee conocimientos en psicología, ni tampoco existe una zona física de su cuerpo donde se *aloja laenfermedad.*" Tampoco se la puede ver a través de radiografías u otras técnicas exploratorias. Estos pacientes solo cuentan con la opinión, acertada o desacertada de los terapeutas de la medicina mental. ¿Por qué hay tantos enfermos con patologías mentales crónicos? ¿Por qué los especialistas que han sido formados para tratar y curar a las personas que sufren de manera invisible pero atrozmente de depresiones, fobias. . . no consiguen sacarlos de esos tormentos emocionales? Sencillamente porque no saben cómo hacerlo, porque tratan al paciente mediante protocolos estereotipados en los que han sido formados. Y lo más asombroso, es que a pesar de los continuos fracasos que cosechan con sus métodos, siguen aplicándolos sistemáticamente, convirtiendo a la persona en un enfermo crónico de una patología ambigua, que les resulta difícil abordar.

Después de intentar por todos los medios en los que fueron formados, curar al enfermo, y después de fracasar otras tantas veces. Entonces no dudan en enviarlo a una pena de cadena perpetua, diagnosticándole una enfermedad incurable a la que asignan un nombre, que le rotulará para siempre. A ese colectivo de desahuciados me enviaron a mí y allí me mantuvieron muchos años, recetándome pastillas cada vez que acudía a sus consultas, cuando el sufrimiento era mayor que mi decepción y no podía evitar volver, para oír siempre lo mismo.

¿Qué podemos hacer?

Probablemente si existiera un camino acertado y sencillo de encontrar que nos llevara a la salida que estamos buscando, no nos encontraríamos en medio tanto sufrimiento. Si, pero. . . ¿Entonces qué podemos hacer? Seguramente nada, si los profesionales de la medicina convencional no nos han dado ninguna solución para nuestra *enfermedad* solo nos queda asumir la realidad. Que no es otra, que la de continuar resistiendo, aunque sepamos que la vida con estas perspectivas se va a convertir en un sufrimiento continuo, que inevitablemente trasmitiremos a nuestro entorno más cercano, con el consabido riesgo de convertirnos para nuestra familia en una carga difícil de llevar.

—Cuando una persona padece lo que los terapeutas llaman depresión endógena, este sufrimiento causa desgaste en sus relaciones sociales y familiares, debido a su bajo estado de ánimo. Y puede llegar a sentir como le marginan sutilmente, hasta el entorno más próximo, que a veces teme contagiarse del mismo síntoma—.

Muchas personas no tuvieron la oportunidad de salir del túnel de una severa depresión, y vivieron toda la vida en medio de un calvario inimaginable por quien no lo haya sentido nunca. Lo que viene a suponer una condena perpetua por un delito que no cometieron.

No es extraño que alguna vez hayamos oído un comentario parecido, ante un suicidio o la muerte inesperada de alguien que sufría de esta patología.

—Pobrecito, no pudo vencer a la depresión.

¿Vencer? ¿Acaso debemos permitir que la vida se convierta en una lucha de vencedores y vencidos? Si aceptamos esta posibilidad, estamos abriendo la puerta a otras muchas patologías posibles, para las que la medicina convencional y los laboratorios farmacéuticos, estarán encantados de vendernos soluciones.

Con frecuencia pienso en tanta gente que pasa su vida cargada con el pesado fardo del sufrimiento constante, sin ninguna esperanza de que algo vaya a cambiar en el futuro. Desde las páginas de este libro, me gustaría enviarles un soplo de esperanza, porque la vida debe ser plena en bienestar y salud.

Salvo anomalías congénitas con las que algunas personas han nacido, nuestro cuerpo está diseñado por la naturaleza con un mecanismo perfecto, capacitado para afrontar los retos de una vida que cada vez es más larga, gracias a los logros sociales y tecnológicos.

Claro que hemos avanzado, y orgullosos debemos de estar de ello; lo que ocurre es que una parte importante de la vida, la vivimos de manera inconsciente, no fuimos educados en la filosofía del auto conocimiento y somos torpes para captar los mensajes sensoriales que nuestro cuerpo nos envía, como los avisos de que algo hacemos mal.

Luego cuando enfermamos, delegamos en la medicina la tarea absoluta de restaurar los impactos que hemos infringido a nuestra mente y a nuestro cuerpo, como consecuencia de vivir de manera desacertada. Olvidando con frecuencia la parte psicológica, ignorando que mente y cuerpo son indivisibles y que por consiguiente, lo que afecta a una parte indefectiblemente va a repercutir en la otra.

Por consiguiente, si debemos cuidar los hábitos de una vida sana, alimentación, descanso ejercicio. . . no es menos importante para nuestra salud la higiene mental que debemos procurarnos para nuestro bienestar psicológico.

Por desgracia, en ocasiones no es suficiente con que nos ocupemos de tener un entorno medioambiental en el que vivir de manera lo más sana posible, existen otros condicionantes en nuestra vida que no son fáciles de manejar y que no siempre están a nuestro alcance.

—El complejo mundo sistémico, familiar, social, laboral. . . configura un puzzle del que, cada uno de nosotros, en nuestro entorno, somos una pieza importante. El orden de éste sistema, está tan integrado en nuestra vida que, cualquier cambio que nos aconsejen hacer los terapeutas para mejorar nuestra salud, podría afectar y descolocar el puzzle, desequilibrando la rutina en la que se encontraban cómodas las personas más próximas a nosotros. Obligándoles a aceptar cambios a ellos también, que no siempre estarían dispuestos a asumir. Creando así, nuevos conflictos familiares, laborales. . . y sin embargo, en esos cambios, en ocasiones radica la solución a muchos síntomas físicos y psicológicos que sufre la gente—

En éste punto cabría la pregunta ¿Qué es peor, el remedio o la enfermedad? Quizá por desconocimiento o tal vez para economizar sufrimiento, intentamos mover lo menos posible el suelo que pisamos, evitamos hacer cambios significativos en nuestra vida e intentamos aferrarnos a los viejos tópicos que nos remiten a la mala o buena suerte. Y cuando enfermamos o estamos perpetuamente enfermos, preferimos engañarnos consolándonos con lo más cómodo y recurrente. *La salud es cosa de Dios.*

CAPITULO 3

EL PODER DE LA MENTE

**Nos estamos ahogando en información.
Mientras nos morimos de sed de sabiduría.**

(Edward Wilson.)

Durante décadas, los poderes de la mente han sido cuestiones asociadas al mundo "esotérico," cosas de iluminados a los que se atribuye poco o ningún rigor sobre sus teorías. En este apartado sigue existiendo la picaresca de los adivinos a los que la gente acude en momentos difíciles, cuando se enfrentan a la impotencia de no saber o no poder solucionar una situación que le está haciendo sufrir.

A éste mundo de hechiceros y futurólogos, habituales en otras épocas, les ha desacreditado los avances de la ciencia que con rigor y fiabilidad demostrada, nos dice dónde estamos y hasta dónde han llegado sus logros.
Sin embargo, existe una rama de la física, denominada física Cuántica, que se encarga de estudiar la ciencia desde la totalidad de las posibilidades. Y a medida que se avanza en ésta

dirección, se van abriendo ventanas a un mundo desconocido y cuestionado por los científicos más ortodoxos

Desde principios del siglo XX, los científicos llevan trabajando en laboratorios de todo el mundo con esta rama de la física, tan apasionante como perturbadora, pues a medida que van avanzando, los descubrimientos que hallan con sus investigaciones, les van planteando nuevas interrogantes.

Un hallazgo muy llamativo, que se escapa al concepto que tenemos del mundo que nos rodea; es el comportamiento de la materia. ¿Cómo es posible que una misma partícula pueda estar en dos sitios diferentes en un mismo tiempo?

Si los seres humanos estamos formados por partículas ¿Pudiera ser que estuviéramos en varios sitios al mismo tiempo, sin ser conscientes de ello? Este descubrimiento abrió la puerta a la teoría que contempla la posibilidad de que pudieran existir universos paralelos. Otros mundos donde la misma persona exista en otros tiempos diferentes, hipótesis que se formulan los científicos, basadas en sus descubrimientos.

—La grandeza de reconocer las limitaciones—

Debemos ser conscientes de que nuestro cerebro ha alcanzado un grado de evolución que comparado con el de otras especies es muy alto, pero no deja de ser limitado. Por lo que tal vez existan otras dimensiones que no seamos capaces de percibir.

Sin embargo, a pesar de no poder entender con precisión esas otras realidades que la ciencia empieza a intuir como posibles. Sí nos llegan mensajes indescriptibles de que existe algo que se escapa a nuestro entendimiento. ¿Quién no ha percibido con nitidez que, al estar al lado de una persona determinada, sin causa que lo justifique, comienza a sentirse incómodo o con deseos de irse? ¿Y de cómo se altera su sistema nervioso? "

—*Qué mal cuerpo me pone ésta persona,*" solemos decir, sin ser capaces de precisar el motivo de esa desazón. En cambio, en otras ocasiones nos ocurre lo contrario y nos sentimos muy a gusto en compañía de otra gente, con las que nos ha resultado muy fácil la comunicación, aunque no sea conocida. Como en ambos casos no existen motivos evidentes que justifiquen nuestras sensaciones, lo solemos llamar "*Buenas o malas energías*" según sea el caso.

Los científicos más afines a la física clásica, no encuentran una esplicación para éste caprichoso comportamiento de las partículas; mientras que aquellos que están dispuestos a dejarse sorprender por nuevos descubrimientos, no rechazan la posibilidad de que el pensamiento del que observa, pueda influir en la materia.

Ante lo asombroso de los nuevos hallazgos de la ciencia, no es de extrañar que científicos que han sido formados a través de muchos años de estudios rigurosos, les cueste ahora aceptar resultados de ensayos, que rayan el campo del esoterismo o la brujería.

Debemos de ser honestos con nosotros mismos, y humildes para reconocer las limitaciones, que nos llevan a desconocer muchas cosas a causa de que nuestro cerebro no puede captar otras dimensiones. Tal vez, nuestra limitada capacidad de percepción, nos sitúe más cerca de lo que pensamos de nuestros antepasados, cuando adoraban al fuego, pensando que era un Dios o sacrificaban a sus hijos para calmar la furia de sus enojos, cuando había tempestades.

Cuando pienso en la posibilidad de que estemos rodeados de mundos imperceptibles para nuestros sentidos, me hace recordar la sobremesa de una cena compartida con un grupo de gente que se siente atraída y dispuesta a dejarse sorprender por los avances recientes de la física cuántica. En medio de una animada conversación entre los que participábamos; de pronto a alguien se le ocurrió preguntar en voz alta, ¿Vosotros creéis que existe Dios? Las respuestas fueron muy variadas. Algunos manifestaron abiertamente que no creían, otros dudaban, alguno lo imaginaba a su manera, pero sin duda alguna, la que más me llamó la atención fue la que dio un hombre que durante la cena, apenas había hablado, su actitud y su figura frágil le hizo pasar inadvertido, sentado a un extremo de la mesa. Sin embargo, cuando las miradas interrogantes del grupo se posaron sobre él, para indicarle que le había llegado turno de manifestarse, no dudó en dar su respuesta. Lo que dijo, nos echó por tierra todo el discurso que habíamos hecho sobre infinidad de hipótesis, en relación con la existencia de Dios.

—Yo no hago preguntas a mi cerebro, si no está capacitado para responderlas—.

Una respuesta sin duda, tajante y escueta, que pudiera atribuirse a alguien que desea salir del paso sin complicarse en dar explicaciones o que no está interesado en el tema que se está tratando. Sin embargo, nos sacudió a todos por dentro; a mí en concreto, me situó en el plano donde creo que debemos estar, en el de seres con una conciencia limitada, que avanza a medida que la especia evoluciona, pero que desconoce otras realidades para las que su cerebro aún no está suficientemente evolucionado.

—Somos algo más que materia—

La mayor parte de la gente ignora los descubrimientos que los científicos han conseguido en los laboratorios pioneros del mundo, en los que se ha podido demostrar la interrelación que existe entre el pensamiento y la materia. No muestran menor interés por conocer algo tan trascendente para la especie humana como es el mundo invisible en el que estamos inmersos y que tiene mucho que ver con nuestro comportamiento y estado de ánimo.

—Nuestro cerebro es plástico e influenciable—

Las emociones causan reacciones químicas en el organismo, la mente y el cuerpo se interrelacionan mediante el sistema nervioso central que transmite los estímulos al sistema endocrino, influyendo y modificando nuestro sistema inmunológico.

El guardián de las defensas, el escudo que nos protege de las enfermedades.

Si somos conscientes de la influencia que el estado de ánimo tiene en nuestra salud y la relación que guarda el entorno en el que vivimos, en cómo nos sentimos. Deberíamos de otorgar más relevancia a procurarnos un modo de vida que vaya en consonancia con nuestras aspiraciones y gustos, y distanciarnos de aquello que nos causa contrariedad y nos altera.

—Vivir en un ambiente físico y psíquico ecológico, es la garantía de disfrutar de buena salud— Los cuidados que otorgamos al ámbito que nos rodea, es lo que realmente debería llamarse *medicina preventiva*, porque la misma palabra lo dice. *Previene, evita,* que no es otra cosa que el modo de vida que debemos elegir para sentirnos bien.

Pero la medicina convencional, ha patentado éste término, conminando a la gente mediante campañas de publicidad a que se someta a pruebas que en ocasiones suelen ser algo más que molestas, y no en todos los casos están justificadas, ni siquiera son aconsejables. De esta manera la medicina convencional, prefiere, poner el acento en la enfermedad, antes que en la salud. De cualquier modo, a éstas pruebas que aconsejan hacer periódicamente, aunque no sientas ningún síntoma ni molestia, yo pienso que se las debería llamar, *pautas de diagnóstico precoz*, porque están explorando el cuerpo, para ver si existe alguna patología incipiente y detectarla, para poder abordarlo desde sus inicios. Sin duda, cualquier enfermedad que se detecta pronto, debería contar con más garantías de curación. Pero, ¿Acaso con estas prácticas estamos seguros de evitar enfermar? ¿A cuántas exploraciones tendríamos que someternos para estar seguros de que en nuestro cuerpo no se está originando una enfermedad? Existen multitud de casos en los que han detectado cánceres en personas, que poco tiempo antes de sentirse mal se habían hecho un chequeo a fondo y no vieron nada en su organismo. Y de pronto un día, tuvieron que acudir a la consulta del médico por sentirse mal o encontrarse algún bulto sospechoso.

Las exploraciones, no son medicina preventiva, son eso *exploraciones*; lo que de verdad es medicina preventiva, son aquellas prácticas saludables, que nos ayudan a no enfermar y a conservan y aumentar la salud.

Pero la sociedad, otorga a la medicina y a los médicos que la practican, competencias que no siempre se corresponden con las responsabilidades que conlleva algo tan trascendental, como son la salud y la enfermedad de los pacientes que acuden a sus consultas. ¿Cuántas veces hemos oído comentar que alguna persona o tal vez nosotros mismos, hemos sufrido las consecuencias negativas de un fármaco? En ocasiones, han sido peores los efectos nocivos de dicha droga, que la propia enfermedad. Pero en esas situaciones en las que nos encontramos, débiles de salud, sin ninguna seguridad en nosotros mismos, ofrecemos sin condición alguna, nuestro cuerpo, como si de un cheque en blanco se tratara para que hagan con él lo que crean conveniente.

El desconocimiento que la gran mayoría de la sociedad, tiene de las ciencias. La bioquímica, biotecnología . . . lleva a la gente a acatar toda clase de tratamientos, sin tan siquiera solicitar la más mínima información al médico de turno. Que por otra parte, tampoco dispone de mucho tiempo para dedicarlo a entablar una relación de confianza con el paciente, algo que debería ser parte de la propia terapia, como es implicar al enfermo en su propio restablecimiento.

Debido a que el imperio de los laboratorios médicos y la medicina convencional, hace tiempo que impusieron sus monopolios, haciéndonos creer que todos nuestros malestares se iban a resolver mediante compuestos químicos, la sociedad, olvidó educar a las personas en algo tan trascendental como son los derechos y la potestad que tienen sobre su cuerpo y a ser informados explícitamente de lo que los médicos hacen con él.

CAPITULO 4

LA TRAMPA

Hace tiempo que nos hemos alejado de la manera de vivir natural que corresponde a una vida sana y en equilibrio; conseguir esa armonía, entre otras cosas, implica vivir en consonancia con la naturaleza, con sus ciclos, respetando nuestra biología.

Pero vivimos en la era de las prisas, los ritmos se han acelerado significativamente, corremos como posesos en pos de algo que muchas veces ni siquiera sabemos qué es, y si lo sabemos y tenemos la "suerte" de alcanzar el objetivo marcado, es muy corto el tiempo que el logro conseguido nos produce satisfacción. Pronto una nueva meta aparece en el horizonte y comenzamos otra carrera agotadora, hasta que hemos logrado el nuevo propósito. Nos hemos convertido en presas de la propaganda consumista, que nos tiene atrapados en sus garras creándonos una insatisfacción permanente.

Las personas que pasamos del medio siglo de vida, podemos decir con gran satisfacción que hemos conocido el mundo cuando no existía la palabra estrés, entonces había tiempo para disfrutar de lo poco que teníamos. Lo que ahora se considera un lujo, como disfrutar sin prisas de una tertulia agradable entre amigos, de manera relajada, tener tiempo libre para dedicarlo a esas cosas que siempre nos han gustado hacer y que no hemos podido, por tener tantas obligaciones que atender. Suelen ser cosas sencillas, que no cuestan dinero y que solo las valoramos cuando las dejamos atrás, perdidas en el camino de las prisas.

A cambio de la renuncia a esos "pequeños placeres" cotidianos, disponemos de más cosas materiales, nuestros hogares no se parecen nada a los de nuestros padres, hemos avanzado tanto en la carrera del "progreso" que cuando contamos a los más jóvenes cómo fue la vida en nuestra niñez, les cuesta creer que sus padres hayan podido vivir de aquel modo.

De aquella vida tranquila, sin prisas, ya no queda nada, ahora disponemos de algunos días de vacaciones al año que suponen un motivo más de estrés añadido a causa de los atascos interminables en una autopista, para huir en estampida de las grandes ciudades donde vivimos hacinados, buscando un poco de sosiego, lejos de los ruidos y la contaminación que nos rodea. Y es que casi sin darnos cuenta hemos convertido nuestra existencia en una carrera de fondo en la que es muy difícil dedicar tiempo para escucharnos a nosotros mismos, estableciendo contacto con nuestro YO interno.

— La medicina moderna nos asiste—

Como consecuencia del estrés y otros agentes contaminantes que respiramos, han aparecido en nuestra vida, enfermedades nuevas, marcando un desafío a la ciencia, que se esfuerza en crear nuevos fármacos para combatirlas.

La medicina moderna, fue evolucionando en el tiempo, partiendo de unas prácticas convencionales que se ajustaban al modo de vida de épocas pasadas, pero el progreso tecnológico y el avance de la sociedad en general, han dejado obsoletos aquellos métodos y se vio obligada a evolucionar, dando un salto enorme en investigación y tratamientos, haciéndola más eficaz y acorde con los tiempos.

Pero en el camino del progreso han quedado olvidadas pautas que resultaron ser efectivas e inocuas y sin embargo, difícilmente encajarían ahora en el protocolo de las consultas médicas y en los hospitales.
Resulta entrañable y muy humano recordar la relación tan próxima que existía entre el enfermo y el médico. Una práctica habitual en la exploración del enfermo era la de evaluar el estado del paciente observando el color de su lengua, seguido de la toma del pulso en la muñeca para pasar a auscultarle con el estetoscopio el tórax y el abdomen mediante palpaciones. Con los datos que extraía de tan sencillo examen unido a algunas preguntas de las que recababa información sobre las molestias que tenía el enfermo, procedía a recetar lo que consideraba oportuno. Que nunca solía pasar de un par de recetas, la mayoría de las veces se trataba de un

antibiótico y algo para bajar la fiebre. Los enfermos, se restablecían en sus casas la mayoría de las veces, y sólo en casos graves, se les hospitalizaba. Con estos remedios tan sencillos y la tranquilidad de aquella vida sana, el organismo volvía a equilibrarse, sin sufrir los efectos secundarios de medicamentos agresivos.

Sin duda alguna, aquella medicina, casi doméstica, sirvió para aquella época y aquel modo de vida. Hoy es impensable que la gente pueda permitirse dar descanso a su organismo los días que precise para recuperarse de una enfermedad, faltando al puesto de trabajo.

Afortunadamente, estamos a años luz de aquella medicina tan rudimentaria y los especialistas, disponen de sofisticada tecnología que explora nuestro cuerpo por dentro, con una nitidez y precisión asombrosa. Sin embargo, los innegables avances que la tecnología ha conseguido en el campo de la medicina, se han cobrado un precio nada despreciable, pues a la vez que en algunos aspectos va ganando en eficacia, esos mismos logros la han deslumbrado tanto, que ha perdido calidad en el trato humano, desviándola hacia procedimientos más técnicos y distantes. Un ejemplo sería, ese lado humano que el enfermo tanto necesita cuando se siente desvalido; ese trato cercano, es ya un lujo del pasado.

No queda tiempo en los hospitales ni en las consultas médicas para el dialogo entre médico y enfermo, lo reconocen los mismos profesionales, que en muchas ocasiones, manifiestan sentirse estresados a causa del exceso de trabajo que tienen. Algo que se hace evidente en lo que podríamos considerar como *detalles irrelevantes*, como la escasa comunicación entre médico y enfermo, que es esencial para generar confianza y disposición a la hora de afrontar un tratamiento o una intervención de cirugía, pues el enfermo necesita al médico para que le cure y el médico, necesita al enfermo, para que colabore en el proceso.

La medicina moderna a la vez que va ganando en eficacia, va perdiendo interés en la esencia del ser humano, actúa de espaldas a ella, sin reparar en el sentido holístico con el que debería enfocar la *sanación del enfermo*, con frecuencia, atiende sus dolencias sin llegar al fondo donde se genera el sufrimiento.

La verdadera realidad es que medicina y todo lo que la rodea, se ha convertido en una industria poderosísima, hasta transformarse en un poder fáctico que se muestra como nuestro salvador y que sin duda alguna lo es en muchas ocasiones, pero al que acatamos sus dictámenes sin cuestionarle nada. Para bien o para mal, estamos en sus manos y obedecemos sus dictámenes como mansos corderillos, con tal de que nos presten atención en momentos delicados de nuestra vida, sin tener en cuenta algo tan relevante como los intereses económicos que hay detrás, que son. *La medicina privada, los laboratorios farmacéuticos, instrumental, fármacos, prótesis. . .*

Y nosotros colaboramos con esta industria sin poner objeción a nada, sin hacer preguntas; ni siquiera reparamos en las variables que se emplean para medir las cifras de nuestra analítica, algo tan llamativo como la tasa de colesterol que los médicos estimaban correcta hasta hace poco tiempo. En pocos años ha descendido significativamente, creando la necesidad de recetar fármacos para regular lo que no hace mucho, eran cifras consideradas como normales.

En una ocasión, por azar, llegó a mis manos una revista, en la que había un artículo, cuestionando la honradez de los laboratorios farmacéuticos, que me impresionó por la valentía con que trataba el tema. El resumen final terminaba con esta reflexión que ilustraba todo el contenido en una pregunta intencionada. *¿Acaso los laboratorios farmacéuticos, influyen en las prácticas médicas, para intentan ganar dinero con las personas sanas, haciéndolas creer que están enfermas?* La respuesta nunca nos la van a decir los interesados.

Si nos detenemos a pensar un poco y nos atrevemos a cuestionar a los todopoderosos poderes fácticos, no nos queda más remedio que hacernos la siguiente pregunta. ¿Qué margen de libertad nos dejan para decidir sin ser influenciados ni presionados por ellos?

Sencillamente muy reducido, la mayor parte del tiempo, no somos conscientes de esa influencia y damos por hecho que las cosas han de ser como dice la mayoría. —**Si todo el mundo acata las reglas,**

las pautas arraigan en la sociedad y perduran, debe ser porque son acertadas—

Estas reflexiones epidérmicas nos han traído hasta donde nos encontramos y poco a poco las costumbres han sentado leyes y generado status que nos proporcionan "todo lo que necesitamos" tejiendo en torno a nosotros una compleja tela de araña, que nos atrapa sin remisión posible.

—Evolucionar, sin romper con lintrínseco—

En aquellos países con un nivel de desarrollo es más bajo, donde la tecnología está menos avanzada, conviven sin disputarse rivalidad alguna, la medicina convencional, con las prácticas de tratamientos alternativos, ambas formas de tratar al enfermo, se respetan y en ocasiones participan juntas en los tratamientos. En estos países, la medicina científica, no demoniza a las prácticas de naturistas, respetándose los espacios mutuamente.

Pero también, por qué no reconocerlo, son numerosos los países en los que desde hace un tiempo, hospitales pioneros en avances científicos, han introducido alguna de estas terapias. Aunque muy tímidamente, no les ha quedado más remedio que admitir su eficacia. Incluso existe formación reglamentada y reconocida oficialmente de estas técnicas. Como son *la musicoterapia, el yoga, acupuntura. . .* forman parte del tratamiento de ciertas enfermedades por prescripción facultativa. A mis clases de yoga, cada día llegan personas aconsejadas por sus médicos, para que compatibilicen sus tratamientos con ésta disciplina. Algo impensable, hasta hace poco tiempo, pero ante la evidencia no les ha quedado más remedio que aceptar una realidad que, aunque tratan de disimular, no les agrada demasiado. Pero cambiar las costumbres arraigadas, no es sencillo de conseguir; pues la mayoría de la sociedad continua rigiéndose por las normas que llevan implantadas desde hace mucho tiempo y romper con esos patrones de conducta, no deja de ser un desafío social difícil de conseguir. Además de las dudas que genera introducir conceptos nuevos, en ocasiones contrapuestos a viejos convencionalismos, está la fuerza que ejerce la sociedad para frenar los cambios, especialmente en poblaciones pequeñas, donde es fácil seguir la vida de la gente.

—Cuestionar para evolucionar—

Cuando sigues el sendero del rebaño sin cuestionar nada, has entrado en un camino aparentemente cómodo para el que no necesitas ninguna brújula o navegador que te oriente, otros ya te han marcado la ruta, solo tienes que seguirla fielmente. De esta manera cumples con las expectativas que la sociedad y el entorno más próximo a ti tienen ya establecidas, a tenor de ideas preconcebidas, sobre lo que la gente "de bien" debe hacer. En realidad, mientras menos ruido hagas, si puede ser pasar lo más desapercibido posible, más cómodo resultarás a los demás y también más fácil será para ti la convivencia.

Salir del trayecto marcado y caminar por libre no es cosa sencilla, pues entre lo establecido y la marginalidad, los poderes fácticos solo dejan un estrecho pasillo, por el que solo puedes transitar si eres un hábil malabarista social y manejas bien tus emociones.

No sé si por desconocimiento o por comodidad, quizá por la mezcla de ambas cosas, la mayor parte de la sociedad, se ciñe a lo establecido, continuando por el misma senda que lo hicieron sus antepasados, en muchas ocasiones, pagando el precio de renunciar a ser ellos mismos.

—Renunciar a algo por comodidad o cobardía, no es lo mismo que hacerlo por ignorancia— El precio a pagar es diferente, porque a tú conciencia no la puedes engañar, pero de las dos maneras, consciente o inconsciente, tú evolución se verá frenada si te niegas a hacer cambios que serían necesareos para crecer como persona y disfrutar de una vida más rica en experiencias y con significado más profundo.

—Vivir de espaldas a ti mismo—

Las consultas de los médicos están repletas de gente que acuden a ellas portando su cuerpo enfermo en busca de una solución. Lo hacen de la misma manera que llevan su coche al taller de mecánica, para que les reparen una avería, piden al doctor que les diga qué les sucede, de qué están enfermos, y por qué les ha aparecido tal o cual síntoma, sin ser capaces de dar una orientación al especialista, como si su cuerpo fuera ajeno a ellos.

No se me ocurre mayor incongruencia, que la de pensar que haya alguien capaz de conocer mi cuerpo mejor que yo misma.

En épocas antiguas las personas que tenía ya cierta edad, cuando enfermaban, conocían los síntomas de las enfermedades y sabían muy bien cuando eran graves o leves y a pesar de los escasos medios que tenían, muchas veces se curaban con largos periodos de descanso y algún remedio casero.

—La división del TODO—

La medicina moderna para tratar las enfermedades ha dividido el cuerpo humano en varios segmentos que denomina sistemas. *Sistema digestivo, sistema circulatorio...* Y ha creado facultativos especializados para cada uno de ellos. Cuando aparece el síntoma, el paciente pasa a ser tratado por el especialista que corresponda a su dolencia, se podría establecer una alegoría con la fabricación de un coche en una planta de montaje, en la que va pasando por diferentes secciones.

Cuando el médico explora a una persona enferma, raras veces se interesa en conocer el modo de vida del paciente y el entorno donde vive. Así como, cuál ha sido su estado anímico en los últimos tiempos . . . por el contrario, centra su atención únicamente en la materia, en lo tangible, ignorando el enfoque holístico con el que debería valorar al enfermo. Si tiene una patología de *hígado o de corazón, riñón* . . . los especialistas acotarán la zona que comprende ese órgano y sobre ella proyectarán todo el arsenal de fármacos que valoren necesáreos. A su vez, le someten a duras pruebas, rayos x, fármacos, cirugía . . . atacando únicamente al síntoma, sin preocuparse en absoluto de la causa, que lo origina, algo parecido a pretender reparar una fuga de agua, pintando la pared.

Pasado un tiempo, esa misma persona que supuestamente había sido curada de su enfermedad, vuelve a hacer acto de presencia en el hospital o la consulta de un médico. Puede ocurrir que el órgano que con anterioridad le producía la dolencia que le fue tratada, ya le haya sido extirpado mediante una operación de cirugía y el paciente fuera dado de alta con el diagnóstico de estar curado. Quizá en ésta ocasión su dolencia esté ubicada en otra zona de su cuerpo, en ese caso, el nuevo síntoma será tratado por especialistas diferentes, propios al órgano o sistema que estén afectados. Aunque parezca que se trata de patologías distintas, no es así, lo que sucede es que en esta ocasión, sufre de lo que se conoce como *migración del síntoma.* Lo que viene a demostrar que la persona enferma, nunca fue curada y que el mal que la aquejaba continuaba anidando en su interior. En definitiva, la medicina convencional, prefiere ignorar la importancia que tiene el estado emocional de la persona en la salud del cuerpo y a la inversa.

Si los protocolos en lo referente a los tratamientos que se llevan a cabo en las consultas y hospitales son estereotipados, resulta comprensible que haya muchas personas deambulando por ellos sin haber encontrado remedio para sus dolencias, porque nunca fueron tratadas de manera subjetiva, ni tampoco fueron abordadas desde el origen y la causa que las originó.

—Las etiquetas imprimen carácter—

En un pasaje del libro, *Curación Cuántica*, el Dr Deepak Chopra, dice concretamente que la medicina científica, debería dar más importancia a la realidad personal del enfermo. Y opina en a la hora de tratar dolencias físicas, se tenga en cuenta, la complejidad que puede existir en los desórdenes psicológicos.

Y es que cada persona es un mundo, en lo más profundo de nosotros mismos, dentro de este universo particular, se generan convulsiones y desajustes subjetivos, que no siempre obedecen a los tratamientos estereotipados que emplea la medicina. Recordemos esa frase que suelen emplear los médicos. *No hay enfermedades, hay enfermos,* no es de extrañar que el mismo tratamiento, en unos enfermos resulte eficaz y en otros fracase. Pero la medicina no puede perder tiempo en tener en cuenta subjetividades del enfermo, los hospitales y las consultas están atestadas de gente en busca urgente de un remedio.

Si la falta de tiempo y espacio, son un problema en la medicina social; en la medicina privada los condicionantes pueden ser diferentes a la hora de dar un diagnóstico de estas patologías tan complejas, como son las de psiquiatría y psicología. Pero hay que darlos, ningún paciente debe irse de la consulta de un psiquiatra sin una respuesta científica a modo de rótulo de la enfermedad que padece. Sobre todo, porque la mayoría de estas consultas son privadas, en las que el enfermo paga una cantidad considerable de dinero por ser **escuchado.** Por consiguiente el enfermo, puede correr el riesgo, de ser etiquetado de por vida como un *neurótico, depresivo endógeno*. . . con lo que le están diciendo sin palabras, que está condenado de por vida a llevar a cuestas la depresión, cargando a su organismo de fármacos, que lo mantendrán adormecido y para lo único que le van a servir, va a ser para convertirlo en una persona dependiente, aparte de hundirlo más, si cabe en el hoyo que se encontraba, antes de ir a su consulta.

Me causa espanto pensar en muchas personas que deambulan de consulta en consulta, médicas, psiquiátricas en busaca de una solución al sufrimiento que padecen, en ocasiones durante muchos años. Hartos de contar mil veces la misma historia de sus angustias vitales, en muchas ocasiones, después de pagar una cifra importante de dinero lo más que han obtenido ha sido ese diagnóstico estereotipado que ya les sonaba familiar cuando se sentaron frente al señor de la bata blanca. *Trastorno bipolar, neurosis fóbica*. . . lo único que sacaron de nuevo de aquella consulta, fue salir con menos dinero del que entraron, con unas recetas que les llevaron camino de la farmacia y si tuvieron suerte que nos les causaron daños colaterales, como mucho le fueron ineficaces. Pero lo que si les aportó la consulta, fue algo muy destructivo. **Una etiqueta más colgada a su cuello,** como cualquier objeto que sale de una cadena de distribución, a la que hay que catalogar con un nombre. Una nueva desilusión, que no es baladí precisamente, cuando se trata de agotar el último recurso del que sufre.

Una vez más el enfermo está a merced de la medicina convencional, que se emplea en lanzar toda la munición farmacológica contra un síntoma, sin tener en cuenta la causa que lo provoca
¿Y los niños? La psiquiatría infantil también tiene etiquetas para los que también cuenta con diagnósticos: *síndrome de déficit de atención, estrés escolar*. . . Y es que en pocas ramas de la medicina como en la psiquiatría, los diagnósticos son tan susceptibles de ser interpretados según el criterio personal del médico, pues no existen máquinas que exploren el alma.

—En este punto, me gustaría romper una lanza en favor de una rama de la psicología actual, me refiero a la que en sus terapias aborda el tratamiento del paciente desde un enfoque sistémico, enmarcándolo dentro de un sistema. Familia, trabajo, relaciones. . . muy diferente a otros enfoques psicológicos, que fijan la atención exclusivamente en los síntomas que manifiesta el paciente—

La psicología sistémica engloba al "enfermo" dentro de un TODO y lo ve únicamente como el que alza la bandera anunciando que algo sucede en su entorno más próximo, lo denomina como el *Paciente señalado*.

Pero no todos los que sufren tienen la suerte de ser atendidos por el profesional que conozca el remedio para sus males, haciéndole ver el origen de su sufrimiento. En ocasiones el "enfermo" es un ciego, que sin ser consciente de ello, se refugia en el regazo de su desgracia. Y como su malestar continua, sigue con su largo peregrinar, para no sacar nada en limpio. Pues cuando a los especialistas, se les acaban los argumentos, recurren a vasto campo de la genética heredada.

En una de esas ratoneras me metieron a mí con sus diagnósticos erróneos y allí permanecí varias décadas sin otra motivación que no fuera superar la dura prueba de vivir con el sufrimiento, cada día que amanecía.

—La barrera del status—

El símbolo de la bata blanca de los médicos, marca un status de distinción que eleva al terapeuta a un nivel superior al del paciente, que además de entregarle su cuerpo para que haga con él lo que considere oportuno, raras veces le va a cuestionar su praxis.

No tengo conocimiento de que algún médico haya manifestado públicamente, el desconocimiento o la incapacidad por su parte para dar un diagnóstico a un enfermo que presenta síntomas crónicos, que otros especialistas, no han sabido curarle. Si se da el caso y el paciente le solicita de manera insistente que le diga qué le sucede y por qué no se cura; entonces, es bastante probable que reciba por respuesta que de momento la medicina aún no ha descubierto el origen de su enfermedad, ni el modo de abordar el tratamiento. Eso siendo muy generoso, porque también puede suceder que apele a que es algo heredado de algún antepasado suyo al que quizá no haya tenido ocasión de conocer y que las cosas genéticas son difíciles de tratar. Todo menos admitir su ignorancia a nivel personal y a la medicina que estudió en la facultad, que no le enseñó a tener en cuenta factores muy importantes en la vida del paciente, como son el estado anímico y el entorno que le rodea. Como mucho, en un acto de generosidad, puede animarle a que visite a otros colegas u otros centros más especializados.

A pesar de tanto desaliento, las personas cuando sufrimos no nos rendimos, mientras las fuerzas nos asistan seguimos buscando alivio a nuestros malestares y si la medicina convencional no ha sabido tratar nuestra patología, recurrimos a otras terapias y remedios de tendencias naturistas. En ocasiones nos refugiamos en la religión y esperamos una atención por parte de nuestro santos devotos o recurrimos a prácticas ancestrales como el *yoga, la meditación, masajes . . .* todo es lícito y respetable, incluso no se debe despreciar cualquier método en el que intervenga la fe del enfermo, es bien conocido el poder de la sugestión. Lo único que debemos evitar es caer en manos de gente desaprensiva que se aproveche de nuestro sufrimiento y el deseo comprensible de salir de él.

CAPITULO 5

EL MITO DE LA SOLEDAD

La valía de una persona, se mide
por   el grado de soledad que
es capad de soportar.

(Friedrich Niezsche)

Nos hicieron creer que cada uno de nosotros es la mitad de una naranja y que la vida sólo tiene sentido cuando encontramos la otra mitad. No nos contaron que ya nacemos enteros y que nadie en la vida, merece cargar en su espalda la responsabilidad de completar lo que le falta"
(John Lennon)

Nacemos solos, vivimos solos, morimos solos. Únicamente a través de las relaciones con los demás, podemos crear la ilusión momentánea de que no lo estamos.

Aunque cada ser humano es una unidad plena en sí mismo, para desarrollar sus capacidades y evolucionar, necesita interrelacionarse con los demás de su especie, gracias a esa socialización, llegamos a desarrollar potenciales que nos han permitido evolucionar con el paso del tiempo y hemos adquirido habilidades que otras especies no poseen. *Como el habla, la capacidad de mostrar emociones y comunicarlas, identificar problemas y buscar el modo de resolverlos. . .*

Los científicos que estudian la evolución y la conducta de nuestra especie coinciden en afirmar que la necesidad que tiene el ser humano de comunicarse con sus congéneres es tan primordial que si se le privase de ella, la salud física y psicológica de la persona, se verían en peligro, incluso la propia vida

Una consecuencia de la comunicación es el intercambio de subjetividades, algo que nos ayuda a enriquecernos en muchos ámbitos de la vida social, cultural, personal e íntima. Sin embargo, no todos sentimos esa necesidad de interrelacionarnos de la misma manera ni en el mismo grado de frecuencia, pues la percepción de soledad de cada persona también es subjetiva dependiendo de cómo haya sido la trayectoria de su vida. Para un porcentaje alto de la sociedad, vivir solos suele resultarles una tarea difícil de aceptar; esta dificultad es mayor en las personas que han vivido durante muchos años dentro de una familia estructurada, con hijos, pareja, familiares próximos. . . cuando por diferentes causas como pueden ser, divorcios, cambio de residencia, viudez. . . su vida se ve sometida a un cambio crucial, la adaptación a su nuevo modelo de vida, puede resultarles tan agobiante y dolorosa que incluso llega a producirles cuadros significativos de angustia y depresión, llevándoles a pensar que su vida no tiene sentido.

En cambio otras personas, después de un periodo inicial de desorientación, valoran positivamente esa sensación de soledad, que canalizan hacia *el crecimiento personal y el autoconocimiento.*

La soledad que el ser humano detesta en ocasiones, tiene poco que ver con la ausencia de compañía física. Más bien se podría definir como una valoración subjetiva, una emoción carente de algo que la persona que lo vive y lo siente, considera como imprescindible para alcanzar el grado de bienestar que desea. En ocasiones puede echar en falta, la compañía de un amigo, familia o sentir la carencia de un amor. . . en otros casos ese vacío interior, puede relacionarse con la añoranza de un lugar determinado, que idealiza de manera inconsciente al identificarlo con acontecimientos vividos, cuyos recuerdos le resultan agradables.

—Pensamientos nefastos—

Estas carencias emocionales, prolongadas en el tiempo de manera involuntaria, generan en las personas un sentimiento de fracaso que puede llevarles a pensar de modo infantil, cayendo en el mito de la *mala suerte* o lo que es peor, sentirse víctimas de un rechazo social que solo existe en su imaginación. Culpabilizándose a sí mismas por sentirse inferiores a esa sociedad que les vuelve la espalda, entrando en la irremisible fatalidad del pensamiento circular lo que se conoce como *bucle emocional.* —Si estoy tan solo es porque nadie desea mi amistad, nadie me quiere— —No me quieren porque soy una persona poco atractiva e inteligente y no sirvo para nada—

Solemos medir nuestro éxito en la vida comparándolo con la aceptación que nos brinda la capa social más relevante. Sin reparar que la escala de valores que esta parte "importante" de la sociedad emplea para catalogar a las personas, tiene más que ver con otros intereses, que con los méritos personales

—La soledad no es el silencio.
Es el encuentro con uno mismo—

Desde muy pequeños, hemos oído opinar a la gente, tanto en nuestro entorno familiar como fuera de él, lo perniciosa y dañina que es la soledad. Cuando nuestra capacidad analítica aún no se había formado lo suficiente, ya se estaba grabando en nuestra mente ese concepto, así fuimos creciendo, con el convencimiento erróneo de que la soledad forma parte de uno de los peores males que puede sufrir una persona. Sin embargo, la soledad en ocasiones resulta ser una herramienta imprescindible para momentos de reflexión, para conocernos a fondo, encontrarnos con nosotros mismos y renovarnos.
—Necesitamos hablar con nuestros temores, nuestras dudas. Mirar cara a cara a esos miedos, puede resultarnos incómodo y por ello tratamos de evitar las situaciones que nos los producen, pero sólo haciéndoles frente conseguiremos que se disuelvan y el sufrimiento se desvanezca—

Por el contrario, esquivarlos, solo hace que permanezcamos bloqueados, paralizados, mientras otros nuevos asoman por el horizonte de nuestra mente, sumándose a los que ya teníamos.

—Prejuicios sociales, sobre la soledad—

Los que crecimos en pueblos o ciudades pequeñas, donde todo el mundo se conocía, guardamos en nuestra memoria el recuerdo de algún personaje singular de aquella micro sociedad en la que fuimos formándonos como adultos. Algunos eran figuras representativas, como podía ser. El sacerdote del pueblo, su ama de llaves y alguna otra persona vinculada estrechamente a la religión o la cultura. La otra parte estaba formada por viudas, viudos y solterones, —Tal como se denominaba a la gente que no contraía matrimonio a la edad estipulada por la sociedad de la época— portadores de una aureola muy significativa que les situaba en un status distinto, al margen del resto de la población.

Hace tan solo unas décadas, las mujeres y hombres que no se casaban o que tardaban en hacerlo más tiempo del que se consideraba adecuado, y peor aún, si vivían solos, pasaban a formar parte de un pequeño grupo marginal que solía haber en todos los pueblos. En éste ranking cruel, también debemos incluir a las mujeres casadas, pero que no habían sido madres, víctimas de una actitud machista, se les atribuía exclusivamente a ellas el *estigma de la infertilidad*, sin cuestionar nunca la de sus maridos.

Este panorama del pasado reciente, dibuja claramente el lugar que ocupaba hace tan solo unas décadas, la persona como individuo, que no era otro, que el de estar al servicio de la sociedad y sus dictámenes, dejándole escaso margen para elegir otras maneras de vivir que no fueran las convencionales.

Muy diferente de aquella marginación que sufrían las personas que no entraban en el marco de una familia clásica de la época, es en la actualidad, la libertad que hoy día existe para elegir el modo de vivir que se desea. Ahora los hombres y mujeres que no tienen pareja, son denominados con el nombre de *singles,* sin ninguna connotación peyorativa, incluso presumen de su libertad y manifiestan cierto temor a perderla, al iniciar una relación estable. Por lo que la soledad se ha convertido para mucha gente en algo deseado y rechazado a partes iguales.

—Cambios—

Uno de los avances de mi generación ha sido, el descubrimiento de que los seres humanos pueden cambiar sus vidas, cambiando sus actitudes mentales.

(William James)

Las personas que han sido formadas como adultas en valores arraigados a antiguos convencionalismos, no se adaptan bien a los nuevos modelos sociales, esto es debido a que los cambios en la sociedad han ido más rápido que su capacidad de adaptación. Y en este trayecto evolutivo han quedado varadas en medio de dos aguas, mientras intentaban avanzar a la vez que se esforzaban en vencer miedos y resistencias. Tan solo en unas décadas, los márgenes de libertad e independencia que concedía la familia, la religión y la sociedad en general al individuo que formaba parte de ese núcleo, se han ido ampliando considerablemente y en ese espacio que se ha abierto, habita la libertad y el desapego a partes iguales.

Para quienes temen a la soledad, esta oportunidad de desarrollo personal, la ven como un abismo que se abre ante ellos y prefieren plegarse a lo conocido a lo que se denomina *zona de confort*, renunciando a explorar nuevas oportunidades.

Todo en el universo tiene su polaridad, lo que en la cultura china simboliza el *Yin y Yang*, ambos polos se complementan y se necesitan para existir y mantener el equilibrio. Pero a lo seres humanos nos cuesta encontrar esa energía integradora y solemos acomodarnos en uno solo de los polo, sin encontrar ese equilibrio emocional que tanto buscamos.Sin embargo a poco que miremos al pasado, podemos darnos cuenta de que gozamos de privilegios y oportunidades que generaciones anteriores no contemplaban ni en sueños. Una muestra evidente la tenemos en las personas mayores. Jubilados y jubiladas, que al entrar en eso que se ha dado en llamar *tercera edad*, disfrutan de viajes y diversiones sin complejos. Algunos se atreven a aventurarse en un cambio de vida radical, finalizando un matrimonio que no les hacía felices y que había durado muchos años. Incluso apuestan por nuevas relaciones que viven con una ilusión renovada, que les aporta nuevas energías.

Por el contrario, otra parte de la sociedad se lamenta del distanciamiento que sus hijos han marcado en las relaciones que ellos ven como una fragmentación del núcleo familiar. —**Son personas con menos capacidad de adaptación a los cambios y prefieren la comodidad de lo conocido a avanzar por el camino que va marcando el devenir de los tiempos**—. No resulta extraño escuchar su discurso continuo, lamentándose de la soledad que sienten, es como si la libertad que les proporciona ese espacio vacío que han dejado sus hijos al irse, fuera una herramienta preciosa, que tienen en sus manos, pero que no saben utilizarla.

Sin embargo, este "mal" que nos aqueja a todos por igual, consecuencia de la evolución hacia nuevos modelos sociales más independientes e individualistas, tenemos la oportunidad de convertirlo en una especie de suerte transformada en libertad, que debemos aprovechar para dedicárnosla a nosotros mismos, buceando en nuestro interior, conociéndonos más y mejor.

—La soledad, una buena aliada—

La soledad si la canalizamos adecuadamente, nos proporciona ese tiempo tranquilo y sereno, que el ritmo frenético de nuestro cerebro necesita para ralentizarse y pueda aflorar la calma que aclara la mente, abriendo el paso a la intuición. Me viene a la memoria ese refrán popular que dice: *En ocasiones, los árboles no nos dejan ver el bosque,* necesitamos tiempo para dedicárnoslo a nosotros mismos.

Como de niños fuimos educados esperando que todo nos llegara desde fuera, crecimos con le mente proyectada hacia el exterior y en lo material. Nos hicieron creer que el triunfo o el fracaso de nuestras vidas se corresponde con el status social y económico al que pertenecemos, considerando que, mientras más alto sea el nivel económico y social, más éxito habremos logrado y por consiguiente más méritos y recompensas tendremos.

En cambio, se omiten o subestiman los valores intrínsecos de la persona, como. *La fortaleza, la inteligencia emocional, la fuerza de voluntad. . .* que son los pilares fundamentales en los que se sustenta una personalidad sana y firme.

Se supone que si alguien es rico, no debe de preocuparle casi nada, como los ricos confían mucho en el poder que les da su status, se olvidan de cultivarse a sí mismos, para descansar cómodamente sobre el colchón mullido que les proporciona su dinero.

Quien se mueve en los círculos donde se venera al *Dios dinero,* ha podido darse cuenta de cuantas personas pululan por salones lujosos, siendo verdaderos inválidos, físicos y mentales. Arrastran sus cuerpos atrofiados, por las grandes comilonas y la falta de ejercicio físico, combaten sus múltiples malestares, a consta de grandes dosis de fármacos. Y mentalmente también son unos disminuidos, pues están habituados a delegar en sus asesores para que les solucionen sus problemas. Tanta comodidad ha hecho de ellos seres con pocos recursos, tanto física como emocionalmente. Suelen ser personas llenas de temores e incapaces de hacer nada sin contar con ayuda de sus ayudantes.

— El deseado equilibrio—

En las culturas de oriente, donde el budismo extiende su filosofía contemplativa, los valores que priorizan están menos influenciadas por el consumismo. Al contrario que en occidente, fomentan el desapego a lo material y buscan el verdadero camino hacia la plenitud, trascendiendo al ego.

—Por el contrario, en occidente, aunque disfrutamos de un nivel económico superior, parece ser que nunca nos sentimos totalmente colmados, por más cosas que poseamos, no acabamos de llenar ese vacío interior que nos convierte en seres insatisfechos e infelices. Tampoco estamos contentos con las relaciones personales, las que cada vez con más frecuencia, damos por amortizadas al poco tiempo de haberlas comenzado—

Cuando alguien se enamora, es frecuente oírle decir que ha encontrado *su media naranja*, que esa persona que ha llegado a su vida le aporta todo lo que le faltaba para ser feliz, dando a entender que si no estás enamorado o no tienes pareja sentimental, la vida no es tan completa ni tan satisfactoria. Ese concepto sobre las relaciones de pareja, está integrad integrado en la sociedad y se valora como una suerte de lotería, que sólo los más afortunados disfrutan.

Con el paso del tiempo y los nuevos modelos sociales que ha surgido, esta apreciación va cambiando y es fácil comprobar, si miramos a nuestro al rededor, como el vínculo que existía entre dos personas que un tiempo atrás fueron felices, se va haciendo cada vez más débil, mientras que la corriente de energía que fluía en ambas direcciones entre la pareja, también disminuye. Y sin que las dos partes puedan evitarlo, su relación se convierte en un cheque falso con el que solamente compran mutua compañía.

—Volver a empezar. Un trabajo agotador—

Pero como no encuentran nada que les llene ese vacío interior que tienen, su malestar les lleva a buscar nueva pareja o compatibilizan varias relaciones a la vez, cualquier cosa antes que enfrentarse a un nuevo cambio, que tendría que pasar por un periodo de soledad y de busca interior, para conectar con lo más profundo de su ser. Y tal vez así, encontrar la senda que les lleve a la auténtica libertad y plenitud, en la que ya no sentirían la necesidad de conseguir compañía a cualquier precio.

Para el verdadero crecimiento personal necesitamos periodos de reflexión, con el fin de ser conscientes de nuestro desarrollo y poder analizar con serenidad las caídas y los logros que hemos superado a lo largo del camino, así como los obstáculos a los que aún tendremos que enfrentarnos. Un ejemplo podría ser, cuando salimos a hacer una ruta por la montaña, en el trayecto, nos encontramos con trechos empinados y difíciles de subir, algunas veces hasta nos sentimos intimidados por esas dificultades que retan y desafían a nuestras fuerzas, pero somos conscientes que debemos seguir al grupo y no podemos quedar retrasados. Y sacando fuerzas de flaqueza, continuamos subiendo como si nos fuera la vida en ello. . . Cuando alcanzamos la cumbre y superamos la dificultad, el miedo se ha desvanecido como lo hace la densa niebla al salir el sol. Es entonces cuando nos gusta detener el paso y mirar hacia atrás, para ser conscientes de lo que hemos conseguido, alegrarnos por ello y a la vez, reforzar la autoestima.

Lo contrario, sería pasar por la vida sin ser conscientes de haber vivido plenamente, cayendo en el inmovilismo y en la autocomplacencia de la "mala suerte". Lo que nos conduciría a repetir los mismos errores sin que nos sirvieran de aprendizaje.

Para llevar a cabo estas reflexiones necesitamos tener en calma nuestra mente y relajado nuestro cuerpo, algo difícil de conseguir en medio del bullicio y el estrés en el que vivimos; tampoco es seguro que puedan ayudarnos los consejos y opiniones de los demás, por muy buena voluntad que tengan, ya que es probable que ellos estén viviendo una etapa evolutiva diferente a la nuestra y su experiencia, no sea aconsejable que la empleemos como teoría aplicada a nuestras circunstancias.

Apartarnos un poco de lo cotidiano, buscar el aislamiento, estar en contacto con la naturaleza, practicar yoga, meditación. . . como ayuda puede ser muy recomendable, mientras esperamos las respuestas que nuestra intuición nos enviará, en cualquier momento. Esta será la manera indicada para conocernos mejor y aprender a evitar el sufrimiento.

—Beneficios que aporta la soledad—

La soledad ayuda al crecimiento espiritual, recordemos que personajes como Buda, Cristo, Mahoma. Obtuvieron revelaciones cruciales en periodos prolongados de soledad. La soledad también ayuda a despertar las capacidades sensitivas. *Actores, escritores, pintores*, necesitan grandes dosis de introspección, para sacar fuera su creatividad.

—Atrévete a ser tú mismo—

Pocos seres son capaces de expresar con calma, una opinión distinta a los prejuicios de su entorno.

(Katerine Pancol)

Las circunstancias que rodean nuestro nacimiento, son las que van a marcar el discurrir de nuestro destino. Allá donde nazca un niño, nace un ser indefenso, que entra de golpe a un mundo y a una cultura precisa y concreta, la que corresponda a ese lugar. En esa cultura se formará como adulto y le irá moldeando como persona en diferentes frentes de la vida: *La educación, la alimentación, la religión, las relaciones personales.* . . como consecuencia de todas estas variables, así será el comportamiento y el enfoque que dé a las cosas, en su vida de adulto, en definitiva, lo que se denomina subjetividad.

Debido a que nuestra cultura ha estado muy influenciada por la religión católica, los principios que dicha religión proclama los llevamos integrados en nuestra conciencia y hábilmente hemos aprendido a usarlos de la manera menos lesiva posible, según corresponda la ocasión.

Al Dios todopoderoso que nos enseñaron a adorar, le hemos cargado de multitud de responsabilidades, otorgándole poderes infinitos, mientras nosotros nos liberábamos de esos compromisos. Pues en cierto modo, su infinita potestad nos libera de la parte que nos corresponde a la hora de reconocer nuestros errores, aquellos que nos han llevado situaciones de desgracia o infortunio. Para circunstancias así, es muy frecuente que la gente religiosa recurra a atribuirle a su Dios la responsabilidad de su desgracia, sin que por ello deba sentirse enojado, más bien todo lo contrario. Pues si Dios le ha elegido para ese camino de sufrimiento, es porque le tiene asignado como premio, uno mucho mejor en el *más allá.*

—La salud no escosa de Dios—

Como nos han educado fuera de la responsabilidad que a cada persona nos corresponde sobre la manera de gestionar nuestra salud y enfermedad, delegamos soluciones y remedios en la ciencia médica y en el "destino," de esta manera nos hemos convertido en habitantes extraños dentro del propio cuerpo, sin herramientas emocionales y conocimientos prácticos, con los que gestionar algo tan importante en nuestra vida, como es cuidar la salud física y psicológica.

Cuando enfermamos, pocas veces estamos dispuestos a admitir la relación que existe entre lo que nos sucede con los malos hábitos que acostumbramos a llevar. *Mala alimentación, falta de ejercicio, estrés, relaciones tóxicas, mala conexión entre cuerpo y mente.* . . tratamos a la enfermedad como si fuera un *ente* ajeno a nosotros, un infortunio que nos ha caído encima a consecuencia de la mala suerte. "Esa sombra negra" que tiene especial predilección por las personas buenas y resignadas. Lo que en la antigüedad venía a representar el "mal de ojo"

Una vez más debemos tener en cuenta la influencia que en nuestra cultura ha ejercido la religión católica, que utiliza conceptos como, premio o castigo dejando en manos de Dios toda la responsabilidad de nuestra desdicha. Con la consigna de que si somos buenos cristianos, debemos estar dispuestos a aceptar con resignación los infortunios que la vida nos depare, pues a través del sufrimiento nos purificamos y a cambio nos espera una recompensa en la otra vida.

Según estas creencias, estamos condenados a un destino incierto o lo que es peor a vivir despojados del derecho a ejercer nuestra voluntad, delegando nuestro futuro en lo que a la voluntad de Dios y lo que esta nos tengan asignado.

Gracias a estas influencias religiosas, la sociedad está impregnada de prejuicios que a través de siglos han quedado arraigados en la cultura, como los conceptos de bueno o malo que se otorgan a aquellos "valores" que están en sintonía con los preceptos religiosos.

La generosidad, se la asocia con la renuncia a nuestras prioridades en beneficio de los demás, la ayuda al prójimo tal como la entiende la religión, en ocasiones conlleva desatender nuestros intereses para dedicarnos a cuidar las solicitudes de otras personas, como ilustran con los ejemplos de las vidas de mártires y santos. Sin olvidar que moralmente hablando, el placer y el sexo fuera del contexto y del fin en el que lo enmarca la religión, aún están connotados de pecado y por lo tanto merecedores de castigo divino.

Además de las predicciones de condenar nuestra alma al infierno para siempre, como nos advierte la religión católica, si no acatamos sus dictámenes, podemos sumar los prejuicios que infringe la sociedad catalogando peyorativamente a quien se atreve a vivir fuera de los cánones marcados.

A pesar de que nos separan varios siglos de la Edad Media, aún quedan segmentos de la sociedad donde perduran tintes sutiles de aquella época, que han sobrevivido al progreso y al paso del tiempo, al cobijo de la religión y de regímenes políticos conservadores, que con su inmovilismo los han protegido.

Gracias al desarrollo industrial y tecnológico, los medios de comunicación, han experimentado avances asombrosos. Los desplazamientos se realizan de manera mucho más rápida y cómoda, por si esto fuera poco, han aparecido nuevas vías para relacionarse entre las personas, como son internet y la telefonía móvil, que por su rapidez y accesibilidad, han cambiado en la gente la percepción del tiempo y la distancia, hasta llegar a parecer más una ilusión óptica que una realidad. Como consecuencia de este flujo constante en las comunicaciones, los conceptos culturales en nuestro planeta se han globalizado como jamás hubiéramos imaginado, tomando especial relevancia ese aforismo que dice. *El aleteo de una mariposa en un lugar concreto, puede causar un huracán en el otro extremo del mundo.*

—Cuando el progreso nos desconcierta—

Me enseñaron que el camino del verdadero progreso, no es fácil ni rápido.

(Marie Curie)

El cambio social ha sido tan rápido y de tal magnitud, que difícilmente las generaciones más jóvenes puedan llegar a ponerse en la piel de sus abuelos e imaginar cómo era entonces la vida que a ellos les tocó vivir. Austera en todos los ámbitos, plagada de todo tipo de carencias y con el hándicap de una sociedad constreñida por sus propias normas.

Hasta no hace mucho tiempo, el margen de libertad, que la sociedad otorgaba al individuo, para decidir de qué manera deseaba proyectar su vida, era muy estrecho, la sociedad se asentaba sobre el modelo del núcleo familiar clásico, en el que sus normas eran conocidas y previsibles. No importaba que bajo ese manto de normalidad, bulleran los deseos de cambiar y evolucionar en otras direcciones. La fuerza de lo establecido, ejercía tal resistencia a cualquier impulso que pretendiera romper con esa capa solidificada a base de costumbres, que impedía cualquier cambio.

Aún hoy en núcleos de poblaciones pequeños, todavía quedan costumbres y pautas morales que siguen ejerciendo presión sobre la gente que vive en ellos, dentro del marco de familias "diferentes". Como son las *monoparentales, homosexuales, lesbianas. . .* haciendo que se sientan incómodos, si se atreven a nadar contra la corriente que marcan las normas establecidas. Esas personas conocen bien lo que cuesta mantenerse a flote en esas sociedades pequeñas y clásicas. Por el contrario quienes se ciñen a ellas y se acomodan en el colchón mullido del rebaño, se ahorran muchos disgustos y sinsabores a la vez que alimentan su ego con el prestigio que les reporta ser reconocidos como personas buenas y entregadas a los demás. Quizá no se den cuenta de la renuncia que están haciendo a ser ellos mismos al no respaldar sus deseos e inquietudes y anular muchas facetas de su personalidad, para poder vivir como les dicta esa parte rancia e hipócrita de la sociedad, que se ha negado a evolucionar como en el fondo les gustaría, pero que por cobardía y comodidad, renuncian a vivir del modo que desean.

Ésta línea de conducta intentando complacer a los demás a costa de traicionarse a sí mismos, con el paso del tiempo va dejando posos de insatisfacciones que se acumulan en el interior de las personas, hasta acabar contaminando la mente de quienes viven de esta manera, dando pie a somatizaciones en su cuerpo, que con frecuencia se trasforman en enfermedades reales.

Una muestra de ello son esas personas que vemos con frecuencia, caminar como autómatas, moviendo su cuerpo como si de un pesado fardo se tratara, en ocasiones siendo jóvenes todavía. Su actitud ante la vida, transmite la imagen del que ya tienen amortizado su paso por ella.

CAPITULO 6

LIBERTAD

Si no tienes libertad interior.
¿Qué otra libertad esperas tener?

C. Diez

Si tuviéramos que precisar el término libertad tendríamos que decir que se trata de un concepto abstracto, de compleja definición que está condicionado por agentes externos, que impiden que para el ser humano exista en su totalidad, pues vivimos dentro de arquetipos sociales y familiares que se rigen por estructuras y normas establecidas, que sirven y representan a la sociedad a la que pertenecemos.

Dependiendo del lugar donde nacemos y somos educados, así son nuestros hábitos y costumbres. *Familia, religión, política, medicina, el clima. . .* todos estos factores configuran un tejido social que llamamos cultura, que influye decisivamente en la formación de nuestra personalidad. Por lo tanto la opción de elegir y la forma de comportarnos pertenecen más a condicionantes del entorno en el que vivimos que a nuestro libre albedrío.

El grado de libertad que una persona puede alcanzar dentro de la escala de valores puede ser muy variado, dependiendo de cómo sea, *su economía, su estado físico, la educación que recibió, más o menos rígida y de la información que en su vida adulta, haya tenido la oportunidad de procesar.*

El concepto de libertad, tal como lo entendemos en nuestra cultura, encierra criterios que con frecuencia tendemos a valorar de manera imprecisa. Solemos fijar la atención en esa parte atractiva que nos sugiere el término, mientras que de manera deliberada o inconscientemente pasamos de largo, dejando a un lado, ese integrante que es necesario para que la libertad que deseamos no represente un riesgo, y nos proporcione la mayor autonomía posible. Esos componentes son la madurez y la responsabilidad, porque la libertad mientras más grado alcance tenga en intensidad y en amplitud, más se acerca a ese *yin y yang*, que todas las cosas tienen en la vida. Si la libertad va acompañada de la madurez precisa y de una responsabilidad adecuada, puede no resultar tan cómoda ni atractiva. Pero aun corriendo riesgos, es imprescindible para la evolución y el fortalecimiento de la personalidad, pues si no tomas decisiones ni te "equivocas", nunca sabrás cuál es el camino acertado, ya que la vida es un continuo ensayo, en el que son determinantes los aciertos y errores.

El término libertad debemos enmarcarlo en diferentes contextos. *Libertad religiosa, política, económica.* . . dentro de éste marco social de libertades, está la libertad personal del individuo, que aunque condicionada por el marco social en el que vive, le permite cierto margen para tomar decisiones sobre lo que concierne a su presente y futuro, que corresponde a un derecho universal que toda persona merece por el mero hecho de nacer.

—El precio de la libertad, es la soledad—

En esos dos lados de la moneda que representa a la libertad, está el que correspondería a la CARA, ese lado es el que nos atrae con sólo pensaren él y en lo que a priori significa: LIBERTAD, SER LIBRE, PODER DE DECISIÓN. . ., llena nuestra mente de sugerentes ideas y proyectos. Sin embargo, el otro, el que pertenece a la CRUZ, solemos evitar nombrarlo, no sé si consciente o inconscientemente preferimos ignorarlo, es como si no mencionándolo evitáramos que existiera, ese lado oscuro de la moneda, es la SOLEDAD. Temida palabra, una compañera poco deseada por la mayoría de la gente que no se ha atrevido a probar sus ventajas. La soledad es ese caballo del apocalipsis que tanto teme el ser humano y que se corresponde en cantidad y en calidad con su antónimo, que es la libertad.

Cuando una persona, hace alardes del grado tan elevado de libertad que tiene sin mencionar la parte proporcional que corresponde a la soledad, está ocultando una parte importante de su vida, *el otro lado de la moneda.*

—Cuanto más libre es una persona, más responsable es de lo que le sucede, mientras más autonomía para tomar decisiones tenga, sus aciertos y errores serán suyos y no se los podrá atribuir a nadie— Exceptuando esas personas cargadas de orgullo y faltas de lealtad a los demás y hacia sí mismas, las que atribuyen sus desdichas a la mala suerte y se quedan tan oreadas, con tal de no reconocer que se han equivocado.

La verdadera libertad es un mundo donde habitan los valientes y los honestos, aquellos que admiten sus fracasos y sus triunfos como algo natural en el camino de la vida y se responsabilizan de ellos. Para admitir esto, se necesita humildad y grandeza a partes iguales. En una ocasión leí una frase en un libro que ha quedado grabada en mi memoria decía así **—La vida es un camino por el que solo se pasa una vez—** ¿Cómo puede alguien pretender no equivocarse ante la encrucijada de caminos que tiene la vida? Las personas que no admiten haberse equivocado, suelen ser aquellas que no toman iniciativas, las mismas que permanecen ancladas en la vida, hasta que su situación se vuelve putrefacta a costa de resistir y termina siendo el paso del tiempo y la propia evolución la que les saca a flote, como hacen las mareas cuando sacan a la orilla los restos de un naufragio.

Por fortuna, la libertad en estado puro, la que nos libera de compromisos y responsabilidades, además de no ser posible, tampoco supondría la mejor situación en la que pudiéramos encontrarnos, sería como navegar sin referencias por un océano en el que se pondría en peligro la estabilidad de nuestra mente limitada y el instinto de supervivencia se vería al borde de su capacidad de resistencia.

Pero como la Naturaleza es muy sabia, nos ha proporcionado un instinto de protección que todos tenemos y también nos ha facilitado estrategias que solemos emplear para que nuestra existencia, nos resulta más cómoda y menos arriesgada.

Con frecuencia solemos delegar una parte de nuestras responsabilidades, en alguien que nos aconseje, que comparta con nosotros cierto compromiso y alguna responsabilidad en nuestras decisiones, más o menos arriesgadas y así, de esta manera, nuestro ego tendrá a quien responsabilizar de las consecuencias que se derivaren de una mala elección y quizá con algo de suerte, también podremos compartir responsabilidades.

Sin embargo, cuanto más autónoma se vaya haciendo la persona, más decidirá por sí misma, tendrá menos miedo a tomar decisiones de manera independiente a la vez que aumentará su asertividad y la capacidad de gestionar su vida. Entonces aprenderá que los "errores" forman parte del progreso y del aprendizaje que configuran el camino por el que transitamos, que no es otro, que la propia vida.

Conocer nuestras vulnerabilidades, lo influenciable que es nuestro cerebro a los estímulos externos y la presión que ejerce la sociedad sobre nosotros, son las herramientas con las que podemos protegernos a la hora de tomar decisiones y también cuando nos juzgamos, en ocasiones despiadadamente Es importante tener en cuenta estos condicionantes para conseguir deslizarnos sin herirnos por los recovecos de nuestra conciencia.

—Mi salud es mía. Mi enfermedad también—

La felicidad del cuerpo se fundamenta en la salud. El entendimiento, en el saber.

Si hiciéramos una encuesta a nivel popular, es casi seguro que la mayoría estaría de acuerdo sobre la primacía que ocupa la salud a la hora de valorar las cosas importantes de la vida, no dudamos en colocarla por encima del dinero y del amor. Y también estamos de acuerdo con los numerosos refranes que ensalzan ese estado de bienestar que sentimos cuando en nuestro cuerpo y nuestra mente, reina el equilibrio. *Salud divino tesoro. . .* tantos refranes que constantemente nos recuerdan lo fundamental que es disfrutar de buena salud para una vida en plenitud.

— Lo natural es tener buena salud—

La salud es el estado natural que debe tener nuestro cuerpo, la enfermedad es un desajuste de ese equilibrio, que hemos de considerar accidental y pasajero.

Sin embargo, la medicina convencional con su inmenso poder, ha preferido hacernos enfocar nuestra atención en la enfermedad, generalizando su concepto hasta convertirla en un estado cuasi natural del cuerpo y mente de las personas, obviando que la enfermedad es un estado anómalo que corresponde a un desajuste del equilibrio en el orden mental y físico.

La medicina convencional ha cargado tanto los tintes sobre la enfermedad, que nos ha hecho pensar que si no estamos enfermos, es porque tal vez no seamos conscientes de lo que nos sucede o de que en cualquier momento algo nos va a ocurrir que nos haga sentir la necesidad de su intervención.
De esta manera ha contaminado la mente de las personas con el miedo a padecer enfermedades, creando hipocondriacos y anticipando sufrimientos.

Con su enfoque exclusivamente científico, la medicina ha dejado en el olvido el carácter holístico de la persona y pone el punto de mira únicamente en la enfermedad, dejando a un lado la salud, llegando a considerar que disfrutar de un buen estado de salud, es una especie de suerte o lotería que solo los más agraciados son bendecidos con éstos dones y poniendo el acento en que su *suerte*, tiene fecha de caducidad. Con esta actitud, va grabando en la mente de las personas un miedo cerval a enfermar, que no les permite vivir la vida en plenitud

Tampoco debemos olvidar el poder que tiene los laboratorios farmaceuticos, que continuamente están sacando al mercado nuevos fármacos a veces con un intervalo de tiempo entre ellos tan corto, que sin haber sido mostrada la eficacia de uno, ya es sustituido por el siguiente. Un gran mercado, en el que no están ausentes los intereses económicos.

Cuando pienso en lo que nos preocupa enfermar, me doy cuenta que dedicamos más tiempo y energía a proyectar pensamientos negativos imaginando sufrimientos posibles, que contaminan nuestro cuerpo y nuestra mente, que en llevar a cabo una vida sana cuidándonos y fortaleciéndonos.

Cuidar nuestro cuerpo, es un deber y responsabilidad que tenemos, si deseamos tener una mente sana y fuerte.

(Buda)

Nos debemos olvidar que la salud es como una planta que necesita ser cuidada cada día con detalle. De lo contrario, no sería justo que nos quejáramos, si a fuerza de excesos y descuidos, se viera resentida. *¿Cuánto tiempo dedicas al día a hacer ejercicio? ¿Cuidas debidamente la alimentación? ¿Descansas lo suficiente? ¿Cuidas tu estado anímico?* Debemos tomar conciencia de que somos responsables de nuestra salud y de nuestras enfermedades, porque **La salud no es cosa de Dios**, ni de suerte.

—El poder de lo establecido—

Como en muchos órdenes de la vida en, lo referente a la enfermedad, el miedo acaba convirtiéndose en una *profecía auto cumplida,* más tarde o más temprano las aprensiones se transformando lo que tanto tememos, ¡La enfermedad! —**Las inseguridades y temores que**

94

a veces nos atenazan e impiden nuestra felicidad, son producto de una conducta aprendida, que nos resta seguridad en nosotros mismos y nos conduce a copiar patrones de comportamiento con los que no estamos totalmente de acuerdo.

Sin embargo continuamos reproduciéndolos por convencionalismos interiorizados, que se han grabado en nuestra mente y se mantienen fijos en ella, por aferrarnos a miedos que nos atan a lo establecido—

Esa preocupación constante por la posibilidad de enfermar, no se corresponde con la responsabilidad a la hora de cuidar la salud que tanto valoramos, de lo contrario no atiborraríamos nuestro organismo con exceso de comida obligando a los riñones y al hígado a hacer esfuerzos ímprobos para eliminar los deshechos y a las articulaciones a cargar con sobrepeso, lo que las lleva a sufrir un enorme desgaste.

En éste sentido nos comportamos de manera irresponsable, hasta que nos falla alguna parte de nuestro cuerpo, vivimos ignorándolo, desatendiendo los avisos y señales que nos envía, mientras que la atención la proyectamos hacia el exterior, convirtiéndolo en una simple carcasa, en la que vivimos, pero con la que establecemos muy poca conexión.

—Existen otras alternativas—

Cuando en alguna de mis clases explico los beneficios que reportan las prácticas que llevan al autoconocimiento interior, como puede ser el *yoga, la respiración consciente, la meditación*. . . en definitiva todo lo que estimule nuestra percepción sensorial. Con frecuencia no percibo en las personas que me escuchan, otro interés que el de conocer algún detalle curioso de algo que tal vez les suena en la distancia por haberlo leído en alguna publicación, que ocasionalmente ha caído en sus manos o en algún reportaje de televisión, sobre la filosofía budista o del Tíbet, pero que la mayoría de las veces, su interés no llegó a trascender más allá de esa curiosidad inicial.

En esos momentos, no puedo evitar que me embargue un sentimiento de tristeza, al comprobar cómo la medicina convencional, ha monopolizado todo lo referente al bienestar físico y mental de la gente que acude a las consultas. Sin dejar espacio a otras terapias, que no sean los métodos y protocolos que emplea para tratar los síntomas y las patologías de las personas que sufren.

La medicina convencional, haciendo gala de su rigor científico, abusa de su status, dejando pocas salidas a otras terapias a la hora de restablecer la salud, no deja más alternativas que las pastillas o la enfermedad, —Vd elija— parece decir, convencida de su supremacía. Ignora por completo la bondad de otros métodos, solo basta observar el semblante irónico de algunos médicos al mencionárselas, ni siquiera necesitan pronunciar una sola palabra para menospreciarlas, es suficiente ver su sonrisa irónica para darse cuenta que son conscientes de que su potestad es absoluta. Con ese aire de omnipotencia, dan ganas de preguntarles a ellos por su salud, deberían de estar sanísimos, si tanto creen en sus prácticas. Ellos deberían ser el mejor exponente, de lo acertado de sus consejos.

Como ir a la consulta de un médico se ha convertido en una práctica sencilla y habitual, la mayoría de la gente, se olvida por completo de que existen métodos para conservar la salud y evitar que la mente y el cuerpo enfermen, sin tener que llegar a necesitar los servicios de especialistas ni de compuestos químicos, pero como consecuencia de intereses ajenos a su curación, les están privando de conocer otros cauces naturales, que empleados adecuadamente, por si solos o como coadyuvantes del tratamiento convencional, les llevaría al verdadero restablecimiento de la salud y seguramente con menos secuelas colaterales. Aunque para ser justos, debemos reconocer que desde hace un tiempo, nuevas tendencias hacia un modo de vida más en consonancia con lo natural, ha llevado a las personas a buscar remedios más ecológicos a sus malestares, cuando no revisten gravedad.

CAPITULO 7

ZONA DE CONFORT

De un *tiempo* a esta parte se emplea mucho el término de *zona de confort*, para referirnos a ese lugar en el que nos encontramos más o menos cómodos, por ser conocido y al que nos hemos habituado. En él hemos aprendido a resolver los problemas que se nos han ido presentando y si no era así, siempre contábamos con un cuarto trastero para "guardarlos" Pero siempre desde una cierta seguridad, sin arriesgar demasiado, *pisando terreno conocido.*

La zona de confort puede ser un lugar físico. *La casa, la ciudad, lugar de trabajo, p*ero también un estado mental. *Las relaciones personales, sentimentales, gente cercana a nosotros*, con quienes nos encontramos cómodos por compartir con ellos gustos y afinidades.

Nuestro cerebro es una máquina perfecta que se alimenta de estímulos externos, que percibe del entorno que le rodea y se adapta muy bien a la rutina en la que se mueve de manera casi mecánica, con poco esfuerzo. No es extraño que su tendencia sea la de llevarnos por el camino más cómodo para él, que es el conocido, el que le ha marcado la rutina.

Vivir dentro de la zona de confort, no quiere decir que suponga vivir feliz, tal vez dentro de esa rutina estemos atrapados en hábitos que sean dañinos para nosotros. *Un trabajo que no nos gusta, una relación que nos hace infelices. . .* Sin embargo, rehusamos salir de ese círculo conocido, nos acomodamos en él, antes que aventurarnos a cambiar. De alguna manera preferimos sufrir el malestar constante que nos produce una situación enquistada a probar con otras posibilidades desconocidas.

—Ese miedo, anticipatorio que nos produce el cambio, es el que nos mantiene anclados en el sufrimiento, privándonos de crecer y evolucionar—

Como engañarse a uno mismo no es posible, no podemos mentirnos justificando nuestra situación con excusas y argumentos vanos, y recurrimos a convencionalismos y a refranes que resultan muy socorridos. *Más vale lo malo conocido, en todos los sitios se cuecen habas. . .* buscamos cualquier excusa que justifique el inmovilismo en el que estamos instalados el que provoca la situación que nos hace daño, cualquier cosa, antes que dar un paso al frente para crear un cambio. De ésta manera, sin apenas darnos cuenta, dejamos de evolucionar y caemos en círculos viciosos de los que es muy difícil salir, aquellos donde nos ha llevado el miedo.

De este estado de autocomplacencia, solo nos puede sacar una sana autocrítica, y la honradez con nosotros mismos, lo que supone un signo de madurez que nos llevará al crecimiento personal y al autoconocimiento, creando en nuestro interior un flujo de evolución constante, que en definitiva es la propia vida.

**—La mente es como un paracaídas.
No sirve de nada si no se abre—**

(Anónimo)

No hay nada estático en el universo, hasta la roca más dura, es modificada por agentes climáticos, viento, lluvia. . . Nuestra vida es un proceso evolutivo desde que nacemos hasta que morimos, la mayor parte del tiempo no somos conscientes de los cambios por los que pasamos, incluso en pleno proceso, actuamos como si nada estuviera sucediendo, nos negamos a salir de la camisa que se nos ha quedado vieja y pequeña, como hacen las serpientes cuando mudan la piel. Nosotros nos aferramos a lo conocido, tememos enfrentarnos a lo nuevo a pesar de que sabemos que con ello se nos pueden abrir otras oportunidades.

Es evidente que las nuevas tecnologías han cambiado el panorama social de manera determinante, y el mundo se ha globalizado haciendo difícil el inmovilismo de otras épocas, pues es evidente que lo que sucede en un lugar concreto, casi de inmediato, se conoce en el otro extremo del planeta. Sin embargo, todavía se puede encontrar a personas que han pasado toda su vida moviéndose dentro de un radio de acción de pocos kilómetros viviendo en la misma casa en la que nacieron y que posiblemente continúen así hasta el final de sus vidas. No resulta difícil entender que si el entorno que rodea a estas personas se viera modificado por algún imperativo, de alguna manera, su estado emocional se desestabilizaría y pasarían por un proceso de desorientación profundo; por lo que resulta comprensible que traten de hacer todo lo posible para que nada cambie en su vida, esforzándose por mantener el inmovilismo en el que han vivido siempre, en el que se sienten más seguras. Muchos psicólogos y coachs, en sus terapias animan a sus pacientes a llevar a cabo cada cierto tiempo cambios en su hábitat. *Cambios de vivienda, mudándose de casa, cambios en los negocios, ampliar el círculo de relaciones. . .*

Conocí a un brillante empresario, que me comentó que cada diez años, movía de lugar la ubicación de su negocio. Cuando le oí decir eso, enseguida se me vino a la cabeza un pensamiento lógico. La pérdida de clientela que sufriría al mudarse a otro sitio. Sin embargo cuando me expuso el punto de vista, sobre las ventajas de su teoría, enseguida pude darme cuenta de que el éxito de sus negocios, obedecía a una inteligencia que iba más allá de mi lógica inmediata. Según sus teorías, el éxito en su negocio se debía a la experiencia que había adquirido en su profesión a lo largo del tiempo y que cada vez que emprendía un cambio, esa experiencia, se veía incrementada y enriquecida por los nuevos ambientes que iba conociendo. Al ver mi cara de asombro ante una práctica tan poco habitual, me confirmó que esas premisas le acompañaban allá donde se instalara porque era él, su experiencia, la base principal en el que sustentaba su éxito. Y en lo demás, salía ganando porque dejaba atrás los vicios que se generan con la rutina y las malas energías del trato, en ocasiones viciado por las envidias y la mal entendida confianza de algunos clientes atrevidos. Sin ninguna duda, éste hombre, contaba con una inteligencia poco común para los negocios, ya que llevando a cabo esta dinámica empresarial, evitaba caer en el desgaste que produce los vicios creados a la vez que iba enriqueciéndose con lo que aprendía explorando nuevos territorios.

—Cambiar, nunca es equivocarse—

Cuando somos capaces de identificar las causas que provocan nuestro malestar, tenemos mucho camino andado, pues aunque en ese momento de nuestra vida no estemos en situación de afrontar un cambio o no dispongamos de los medios necesareos para salir del entorno patógeno en el que nos encontramos. Hay algo cierto ya en nuestra conciencia y es que, conocemos la identidad de nuestro sufrimiento y como consiguiente, el miedo que produce el sentirte vulnerable a lo que el "destino" nos tenga programado desaparece, porque ya sabes que salir del sufrimiento, será cuestión de tiempo.

Cuando se llega a éste nivel de conocimiento, el miedo se torna en esperanza y los sufrimientos, físicos y psicológicos, se hacen más llevaderos. La vida en general se ve favorecida por esa esperanza en el futuro, pues somos conscientes de que nuestra salud y nuestro bienestar dependerá de cómo la gestionemos, dejando abierta la esperanza a un cambio.

Si llegamos a esta apertura de conciencia, en cualquier momento seremos impulsados a recorrer otros caminos, mientras progresamos en sabiduría y bienestar. Por el contrario si nos aferramos a lo conocido, solo nos queda el estancamiento y las somatizaciones; las enfermedades, comenzarán a asomar a través de continuos síntomas y malestares y nos convertiremos en personas frustradas e infelices.

—El valiente y el miedoso—

Una alegoría ilustra muy bien este proceso, lo asemeja a dos hombres que han sufrido un accidente cuando navegaban por un río en una pequeña lancha. Al entrar en un rápido, ésta volcó cayendo los dos al agua; después de luchar desesperadamente por salir fuera de la corriente que les arrastraba, sus fuerzas comenzaron a agotarse y los dos hombres temieron lo peor. Cuando ya estaban al límite de sus resistencias; uno de ellos, opta por dejarse llevar por la corriente, consciente de que iba a la deriva rio abajo, durante un gran trecho en el que casi pierde la conciencia, pasando por tramos donde el agua bajaba muy rápida y es zarandeado con fuerza, teme morir ahogado, pero no puede hacer otra cosa que no sea aguantar hasta que pase el rápido y con suerte poder salir vivo de él. Después de pasar mucho miedo, en medio de tanta turbulencia, llega a ensenadas de aguas tranquilas que le permiten descansar un poco, dejando su cuerpo flotar en la superficie, hasta que poco a poco, casi sin darse cuenta el movimiento suave del agua le va meciendo, acercándole a la orilla, donde por fin consigue salir fuera del río. Mientras tanto el otro hombre, sigue aferrado a los matojos y juncos de la orilla, lucha con todas sus fuerzas para no ser arrastrado por la corriente, la pared del río es escarpada y cuando le parece que va a salir arriba, resbala y vuelve otra vez a caer al cauce del río y de nuevo se aferra, con más fuerza aún a los juncos. El agua lo golpea contra las piedras, poco a poco pierde la fuerza de sus brazos y suelta los juncos, hundiéndose en el fondo, muriendo ahogado. Creo que se entiende muy bien la metáfora, en ocasiones, es conveniente arriesgarse y confiar en el destino. . .

—La distancia, da la perspectiva—

Cuando el malestar nos invade, es difícil discernir y analizar objetivamente el entorno en el que estamos y las causas que nos originan el sufrimiento. Igual que para mirar un cuadro se necesita cierta distancia, para tener buena perspectiva, también necesitamos apartarnos del foco que nos contamina, para que nuestra mente se serene y se aclare un poco. En ocasiones, un viaje, unas vacaciones sirven de revulsivo para acelerar un cambio que resultaba imprescindible para nuestra evolución. Pero a la hora de llevarlo a cabo el cambio, no siempre disponemos de experiencias vividas o consejos de expertos, que nos proporciones el conocimiento y la seguridad para afrontarlo de la manera más apropiada y poder salir airosos hacia una nueva etapa, en la que nos encontraremos más satisfechos que con el modo de vida que llevábamos, cuando es así, ese cambio, puede significar una aventura, maravillosa, que va a proporcionarnos nuevas energías.

Por desgracia, con frecuencia estamos rodeados de personas con una mentalidad muy clásica a las que les infunde temor cualquier cosa que no forme parte del vivir cotidiano, el mismo que marca su zona de confort. La manera de pensar de estas personas, puede llegar a contaminarnos, debido a la relación que mantenemos con ellas y como consecuencia de su influencia, llegar a sentir miedo a dejarnos llevar por nuestra intuición y acabar haciendo más caso a los consejos que "caritativamente" nos dan, que a nuestros propios sentimientos.

En ocasiones escuchamos opiniones y consejos que con frecuencia van en dirección contraria a nuestros intereses y tal vez por rechazo a las críticas o a distanciarnos de la gente que queremos y quizá por temor a que, como consecuencia de nuestra "rebeldía" podamos ser rechazados, acabamos renunciando a las aspiraciones que comenzaban a despertar dentro de nosotros y a la idea de un cambio que, nos hubiera supuesto una vida mejor. Con estas renuncias, hacemos lo mismo que el hombre que se aferraba a los juncos, luchando contra la corriente del río, hasta agotar sus fuerzas y hundirse. Las personas que a causa del miedo a lo desconocido, "acomodan" su existencia a vivir en un estado de tedio o lo que aún es peor, soportando con resignación la pesada cruz de un malestar perpetuo; acaban agotadas y vencidas por la propia inercia de sus vidas, sin darse a sí mismas, la oportunidad de evolucionar hacía otros estados superiores de conciencia, en los que hubieran podido descubrir nuevas facetas de su personalidad y una corriente de fuerza inaudita, que jamás habrían imaginado poseer.

Con frecuencia la felicidad, está separada del sufrimiento, por una línea fina que nos negamos a cruzar y pasado un tiempo, cuando el estado ruinoso de nuestra vida es evidente y la posibilidad de cambio se hace más difícil que cuando teníamos frescas las ilusiones. El estancamiento de la energía comenzará a pasarnos factura a modo de malestares y enfermedades, entonces las personas cobardes y orgullosas, se negarán a admitir sus incapacidades y miedos y se lo atribuirán a esa casualidad, llamada *destino o mala suerte.*

En ocasiones, ese *destino* que tanto reivindicamos para justificar nuestras limitaciones, viene a salvarnos aunque no seamos conscientes de ello; el principio del fin, puede resultar tan paradójico, que a veces es necesario pasar por una desgracia, como pueda ser. *La muerte de un ser querido, un divorcio, la ruina de un negocio. . .* para que nuestra vida de un giro y se produzca ese despertar que nos saque del sufrimiento difuso y persistente en que vivíamos.

Pero afortunadamente, no siempre es preciso pasar por un *shok* doloroso para que el horizonte de nuestra existencia se ilumine y seamos tocados por esa varita mágica que nos conmueva. Puede suceder que sin pretenderlo, seamos impulsados por estímulos externos menos traumáticos que nos motiven para recabar la fuerza que necesitamos. Quizá sea una persona que nos atrae y nos enamora, produciendo un revulsivo dentro de nosotros que nos incita a dejamos llevar por la energía que nos produce esa sensación nueva. . . haciendo buena una vez más la teoría del filósofo alemán Friedrich Nietzsche *"Aquel que tiene un porqué para vivir, puede enfrentarse a todos los comos"*

CAPITULO 8

ELMIEDO

**No te doy una meta, ni una orientación.
Simplemente te hago consciente de la realidad.**

(C. Diez)

El miedo es una de las emociones humanas más primitivas que existe, es la respuesta natural ante situaciones de peligro, está orientado a la supervivencia del individuo, convirtiéndolo en un mecanismo de supervivencia.
Está grabado en el A D N de nuestra especie desde tiempos remotos. Cuando nuestros antepasados, tenía que protegerse de los *depredadores, de las inclemencias del tiempo, de tribus enemigas. . .* Se puede decir que el miedo es un sentimiento innato.

A medida que el paso del ser humano por la tierra ha ido evolucionando y se iban formando las diferentes culturas en las que la supervivencia corría menos riesgos, el miedo también ha ido cambiando, trasladándose a otros escenarios donde las relaciones humanas toman otro protagonismo. *Miedo a hablar en público, miedo al rechazo, al fracaso. . .* Independientemente de sus funciones primarias, el miedo es algo subjetivo ya que la imaginación juega un papel muy importante a la hora de hacer evaluaciones de una situación.

Imagine a dos personas que han programado una jornada de montañismo. Mientras que una de ellas se preocupa de revisar el equipo que va a llevar para la escalada y se afana preparando la merienda, su emoción va en aumento imaginando un día feliz, en la naturaleza, con sus compañeros. La segunda hace lo mismo, pero en vez de disfrutar planificando mentalmente momentos agradables, su mente se centra en posibles peligros, como las lesiones que pueda sufrir si tiene un accidente o los animales peligrosos que pueda encontrar en el campo o tal vez perderse en la ruta. A estos temores infundados, se les llama, miedo anticipatorio.

Suelen padecer este miedo aquellas personas que necesitan tener todo bajo control, precisamente por padecer intolerancia a la incertidumbre, pueden llegar a sufrir en ocasiones cuadros de angustia que relacionan con alguna mala experiencia vivida y que su cerebro grabó cuando vivó aquel momento.

Para activar una emoción grabada en nuestra mente, el cerebro solo necesita recibir un estímulo que le recuerde algún componente de aquel momento. Puede ser, *un olor, un color, un sonido. . .* a través de este impulso, mediante un complejo funcionamiento, el cerebro activa el sistema endocrino y este verterá hormonas que afectarán a todo el organismo, haciendo que la alarma se active y la emoción del miedo vuelve a hacerse presente, con sensaciones tan nítidas como la primera vez.

—La trampa de la evitación—

Padecer un ataque de angustia, es una sensación muy desagradable, que desborda la capacidad de control que tiene la persona de sí misma. Quien ha sufrido algún episodio semejante, trata de evitar todo aquello que se relaciona con situaciones que se lo recuerden, en ocasiones, pueden llegar a desarrollar fobias que convierten la vida de quien las sufre, en una huida constante, cayendo en la trampa de la evitación.

El miedo puede estar presente en diferentes facetas y momentos en la vida de las personas, abarca cualquier ámbito y circunstancias, y en ocasiones, cuando la persona ha alcanzado un estado patológico importante, sus miedos no se limitan a situaciones concretas, por el contrario, van invadiendo su vida de tal modo que la limitan hasta llegar a paralizarla.

Cuando el miedo alcanza estos niveles, es muy difícil que la persona que lo sufre, pueda salir de las tremendas limitaciones que tiene, sin la ayuda de un terapeuta que le oriente. Aunque esto no le evite el tener que hacer grandes esfuerzos de superación, pues al miedo solo se le vence, enfrentándose él.

—Para ser valientes hay que confiar—

En mis conferencias y grupos de yoga, suelo trabajar con ejercicios de visualización, concretamente, para abordar la superación de los miedos uno de los ejercicios que hacemos, es una visualización en estado de relajación. En ella intento que los participantes se visualicen a sí mismos, conduciendo un coche por una autopista.

En un punto determinado, bajo un estado de relajación profunda, la persona inicia un viaje programado, en el que ha puesto mucha ilusión. En principio todo va bien, el trayecto es perfecto y disfruta del manejo de su auto de manera relajada. Cuando llevaba ya bastante trayecto recorrido, de pronto a lo lejos, divisa una especie de nube difusa que le impide ver la continuidad de la vía a cierta distancia. Aquel hallazgo inesperado le causa desconcierto, pero intenta serenarse mientras el vehículo va avanzando, pero a medida que se acerca a la nube, esta va tomando más dimensión, se va expandiendo hasta salir fuera de los márgenes de la autopista y cubrir todo el campo de visión a la vez que va haciéndose más densa.

La sorpresa desagradable con la que se ha encontrado el conducto, es un banco de niebla que ha aparecido de golpe, sin avisar, cogiéndole desprevenido. Como va circulando por una autopista en la que no le está permitido retroceder ni detenerse y además sería peligroso, no le queda más remedio que caer de lleno en las fauces del monstruo que le recibe de manera amenazante.

Al principio aunque le resulta incómodo conducir con poca visibilidad, todavía puede ver las líneas de las orillas y con la marcha muy reducida, va avanzando lentamente. Pero llega un momento en el que pierde toda referencia del pavimento y la desorientación es total, tiene la sensación de que va conduciendo en medio de un océano y sin brújula, tampoco tiene otras opciones para tomar. Si no está permitido detenerse, ni retroceder ¿Qué puede hacer? En este caso la respuesta no es difícil de hallar. Debe continuar muy despacio, fijando su atención al máximo y templar sus nervios todo lo que le sea posible. Pasará por momentos de angustia en los que le parecerá que el tiempo se ha detenido y una sensación de impotencia le desbordará. Como el miedo desencadena reacciones en el organismo, sentirá los efectos físicos de *sudoración, temblores, palpitaciones.* . . Las emociones más fuertes las vivirá cuando se encuentra en el epicentro de la densa niebla, llegando a sentir la sensación de una desconexión con la realidad.

Aunque le parezca que el mundo se ha parado, que nunca va a poder salir de ese vacío en el que se ve perdido, su viaje continúa a una velocidad muy lenta, pero afortunadamente no se ha detenido.
Y de la misma manera que se vio sorprendido por aquella nube inesperada, ahora la niebla comienza a aclarar lentamente a la vez que van apareciendo por las orillas las señales borrosas de las bandas del pavimento a la vez que la autopista va ensanchándose. Mientras tanto, como si de un milagro se tratara, una luz tenue, comienza a aclarar

en la distancia, que sin duda evidencia el fin de aquella pesadilla.

Aquel ligero resplandor era solo el preludio de una luz mucho más intensa que le acompañará el resto del viaje *(Su vida)* es el fruto conseguido por la valentía de no rendirse, de enfrentarse a los miedos que anidaban en el subconsciente, tal vez grabados desde su niñez.

Cada vez que se supera un episodio de miedo sin renunciar al objetivo marcado, la autoestima se ve reforzada, mientras se escala un peldaño más de esa escalera imaginaria hacia la realización, como una persona fuerte, físicamente y mentalmente. Todo lo contrario sucedería, si el miedo hubiera hecho que renunciara al viaje.

CAPITULO 9

LA FUERZA DE VOLUNTAD

A veces no te das cuenta de tu propia fortaleza, hasta que te encaras con tu mayor debilidad.

(Susan Gale)

Cuando nos referimos a la fuerza de voluntad para atribuírsela a una persona, somos conscientes de estar ensalzando su personalidad o al menos una parte importante de ella. Si la valoramos tanto, es porque sabemos que llegar a conseguir una voluntad fuerte, supone haber andado un camino largo, en ocasiones nada fácil, manteniendo firmes los propósitos que nos marcamos a pesar de las dificultades.

La fuerza de voluntad se la podría comparar a un músculo que se entrena y fortalece con el ejercicio diario y la disciplina, pues en definitiva, no es otra cosa que —**la capacidad de posponer o renunciar a la gratificación inmediata, en favor de otros objetivos a más largo plazo**—. Como renunciar a comer un postre, en beneficio de perder peso, guardando una dieta. Como fundamento principal, conlleva la regulación consciente de uno mismo, un trabajo minucioso y constante, igual que hace un artesano trabajando el barro hasta conseguir moldear una vasija. Nosotros podemos tomar la decisión o no, de crecer como personas, de ir más allá en nuestros límites, por eso mismo la fuerza de voluntad es una cualidad personal e intransferible, en las personas adultas; aunque bien es cierto que guarda relación con el modo que hemos sido formados en la niñez.

La fuerza de voluntad, es imprescindible en cualquier orden de la vida, desde el ámbito *personal, el social, profesional,* la necesitamos para superar los mil obstáculos que cada día se nos presentan, sin sucumbir al maravilloso reto que es vivir en plenitud.

Sin fuerza de voluntad no existe libertad, caeríamos en la esclavitud de las adicciones y nuestra vida sería un auténtico calvario; la fuerza de voluntad se alimenta y fortalece de los pequeños logros que vamos consiguiendo cada día. Para ejercitarla de manera consciente, necesitamos salir del modo *piloto automático,* con el que nos movemos la mayor parte del tiempo; debemos estar atentos a cuantas dificultades se nos presenten y tener en cuenta nuestra propia polaridad, pues existe dentro de nosotros una parte impulsiva y otra reflexiva. En este campo de juego, se debaten ambas fuerzas y la voluntad debe ser el árbitro que las regula proporcionando equilibrio.

Tenemos que ser conscientes que flaquear y cometer errores es inevitable, está dentro de la condición humana, pero si somos capaces de reconocerlos y de identificar el motivo que nos lleva a cometerlos, nuestra fuerza de voluntad se verá fortalecida y no será tan fácil que volvamos a cometerlos, evitando de esta manera, caer atrapados en la frustración y la culpa.

Adquirir fuerza de voluntad no es sencillo ni cómodo, a menudo surgen esas dos fuerzas enfrentadas dentro de uno mismo: por un lado está la fuerza impulsiva de los instintos y los hábitos arraigados y por el otro, la parte reflexiva, que es la que nos ha llevado a marcar el objetivo. La parte reflexiva debe estar atenta a mantener a raya la fuerza que ejercen los impulsos del inconsciente para no flaquear y sentirnos derrotados.

Esta lucha de fuerzas enfrentadas consume energía, que necesita reponerse adecuadamente con gratificaciones que pueden ser de diferentes formas y maneras. Dependerá de nuestro nivel económico para gratificarnos y de nuestros gustos personales. . . pero en ocasiones suele ser suficiente, *una prenda de vestir que nos guste, un postre que no solemos tomar con frecuencia*. . . en definitiva es como el terrón de azúcar con el que domador de circo premia al animal cuando obedece.

No debemos olvidar que la fuerza de voluntad la tenemos todos, pero no en el mismo grado, ni tampoco es algo que nazca por generación espontánea. No sería justo meter en el mismo saco a una persona que desde de niño haya tenido una infancia dura y cargada de privaciones, que para salir adelante se haya visto obligada a trabajar duro

117

y conseguirlo todo gracias a su esfuerzo, junto a otra que se haya criado rodeada de comodidades y con todo lo que deseaba a su alcance. Para la primera persona, el sacrificio que supone la renuncia a un deseo, en pos de un objetivo; será menor que para la segunda, que está acostumbrada a tener las cosas sin ningún esfuerzo.

—Superarse cada día—

Empieza haciendo lo necesareo, después lo posible. Y de repente te encontrarás haciendo lo imposible.

(San Francisco de Asís)

Existe un aforismo que me gusta emplear para describir lo que considero como una tarea ineludible que debemos llevar a cabo cada día, si deseamos ser personas libres de dependencias y con una autoestima sana. *La tarea de crecer y de evolucionar,* hay un proverbio chino que dice: —La luna, cuando no crece, mengua—. Pienso que estas palabras describen con claridad que no hay nada estático en la vida, que la evolución mantiene su ritmo aunque en ocasiones pueda parecernos que nada cambia, que estamos anclados en las mismas circunstancias durante mucho tiempo.

Aunque nuestra percepción pueda ser que estamos estancados en una situación inamovible, la realidad es bien distinta; lo que sucede es que pasamos por periodos donde la evolución transcurre en la misma dirección, por decirlo de alguna manera, es como si circuláramos en un coche por una autopista con un trazado totalmente recto y con un paisaje de tonalidades homogéneas, en el que todo nos parece idéntico. Ocurre lo mismo que si navegamos por alta mar, cuando subimos a la cubierta del barco o miramos a través de las ventanillas, la impresión que tenemos de la velocidad a la que nos desplazamos, es más lenta que la que lleva el barco en la realidad. Si carecemos de una referencia, es difícil que nuestra atención se fije en algo de lo que podamos obtener información.

Sin embargo, cuando llegamos al final del trayecto, somos conscientes de que la distancia que nos separa del lugar de salida es grande, aunque no hayamos tenido la impresión de haberla recorrido.

De alguna manera esta sensación de *tiempo congelado,* la tenemos cuando estamos un periodo largo haciendo las mismas cosas, repitiendo pautas, frecuentando los mismos escenarios y las mismas personas; todo nos parece estático y con frecuencia solemos decir:. —Siento que me he estancado—Pero no es así, lo que ocurre es que al igual que la falta de referencias en el paisaje de la autopista, la vida rutinaria que llevamos no nos permite obtener parámetros en el espacio ni en el tiempo y necesitamos tener esa referencia del antes y del después, de la última vez que nos analizamos y nos evaluamos.

Una herramienta muy útil para extraer conclusiones, puedes ser el encuentro con una persona con la que anteriormente hubiéramos mantenido una relación cercana, pero que por circunstancias, nuestras vidas tomaron distintos derroteros. Al volver a encontrarnos, después de un periodo de tiempo largo de no habernos visto ni de saber nada de nuestras vidas, es probable que sintamos un gran asombro al darnos cuenta que gran parte de las afinidades que compartíamos con esa persona, ya no estén presentes entre nosotros, aunque al volvernos a ver, nos parezca, que el tiempo que hemos estado distanciados no haya sido tan largo.

Quizá sintamos que hemos evolucionado más que nuestro amigo o en otras direcciones o tal vez sea ese encuentro, el que nos haga pensar que hemos estado acomodados demasiado tiempo sin afrontar nuevos retos ni marcar otras metas en el camino, y en cambio haya sido él, quien ha evolucionado de manera más clara y concisa.

También podemos establecer diferencias, cuando retomamos alguna actividad física o intelectual, que durante un tiempo dejamos de practicar. Al principio nos va a costar más esfuerzo realizarla, que cuando lo hacíamos habitualmente; pero con constancia, al volver a practicarla poco a poco, volvemos a recobrar el ritmo que teníamos y el esfuerzo va disminuyendo.

Esto quiere decir que *evolución* e *involución* son constantes que están presentes en nuestras vidas, aunque no reparemos en ellas, nada es estático, todo fluye.

Los grandes trabajos, no son hechos por la fuerza. Sino por la perseverancia.

(Samuel Johnson)

Estar en buena forma física y mental, requiere el mantenimiento de una disciplina, de la consciencia de que somos responsables de cuidarnos y de cómo atendemos las necesidades de nuestra mente y nuestro cuerpo.

Igual que un enfermo que ha estado mucho tiempo en cama sin movilidad, ha perdido tono muscular, le va a costar mucho caminar y seguramente necesitará una terapia de rehabilitación, hasta recuperar la movilidad y la fuerza que perdió durante su enfermedad. A nuestro cerebro, le sucede algo parecido, pierde facultades de su complejo mecanismo, las conexiones neuronales se ralentizan, la persona pierde memoria y otras habilidades. Pues sucede como con el cuerpo, nuestro cerebro necesita el ejercicio de la actividad intelectual.

Para las personas que nacimos fuera de la era digital, —cuando el mundo era analógico—. El manejo de las nuevas tecnologías, Informática, internet. . . puede ser un entrenamiento muy bueno para mantener en forma el cerebro. Por el contrario las largas horas frente al televisor embotan los sentidos y nos restan tiempo para otras actividades más interesantes y saludables.

Como es lógico, el paso del tiempo va modificando el ritmo biológico de nuestro organismo, lo que no significa que la edad tenga que condicionar la calidad de vida, pues en muchas personas no se relaciona la edad cronológica con la física ni la mental, y no es extraño ver gente joven con una actitud ante la vida mucho más pesimista y con menos proyección que la que tienen personas de edad avanzada, que destilan entusiasmo y ganas de vivir.

CAPITULO 10

AUTOESTIMA

El amor a uno mismo, es el punto de partida del crecimiento de la persona. Que siente el valor de hacerse responsable de su propia existencia.

(Vektor Frank)

La autoestima es la facultad que poseemos las personas de conocer la confianza que tenemos en nosotras mismas y de descubrir el valor que albergamos dentro, para enfrentarnos a las circunstancias que nos resultan dificultosas.

La autoestima es imposible sin la aceptación de uno mismo, aceptarse a uno mismo, supone estar a nuestro lado, estar para sí mismo, una especie de egoísmo natural que es un derecho innato que todo ser humano tiene, por el mero hecho de nacer y que va a representar el resto de la vida, el pilar fundamental en el que se asienta la dignidad como persona.

La autoestima, se relaciona con la visión que tenemos de nosotros mismos y con la imagen que proyectamos al exterior. Una autoestima fuerte y sana, influye de manera positiva en el sistema inmunológico de nuestra consciencia, esto quiere decir, que seremos menos vulnerables ante las críticas de los demás, proporcionándonos resistencia para superar las dificultades y la capacidad de regeneración, ante las adversidades a la vez que consolida nuestra personalidad.

El mecanismo comparativo que utilizamos para valorarnos a nosotros mismos, son las referencias de arquetipos y modelos que nos rodean, con el riesgo de que si en nuestra infancia y adolescencia, donde se forma la personalidad, no fuimos valorados como necesitábamos, el resto de nuestra vida, arrastramos una pobre visión de nosotros mismos, que va influenciar de manera decisiva, ya conocemos ese refrán que dice. —No existe juez más severo, que uno mismo—.

La autoestima, influye en todos los ámbitos de la vida, desde la visión que tenemos del entorno que nos rodea hasta nuestros más recónditos sentimientos. Una autoestima sana y fuerte, es imprescindible para caminar por la vida sin convertirnos en perdedores y víctimas.

—Lo que transmitimos con nuestra actitud—

Como mente y cuerpo están interrelacionados, aunque no seamos conscientes de ello, estamos enviando información constante de nosotros mismos. Todos sabemos que el aspecto físico que muestra la persona, dice mucho de cómo se encuentra en ese momento, basta recordar el refrán: —Vale más una imagen que mil palabras—

La gente que nos rodea, capta el mensaje que le transmitimos, aunque sea de manera involuntaria y va a respondernos en sintonía con lo que percibe, de esta manera, mucha gente que ha renunciado al esfuerzo de cultivarse, haciendo frente a las dificultades que se le presentan cada día y ha optado por el camino más cómodo buscado consuelo en la queja y el victimismo. Al principio, puede ser que haya obtenido algún beneficio inspirando pena en los demás pero, con el paso del tiempo quedará atrapada en la red generosa de la compasión que le tiende la sociedad, pero también en la marginalidad.

No debemos olvidar que la autoestima es la piedra angular en la que se sustenta el status que ocupamos en la vida, son los cimientos que se forman en la niñez y la adolescencia. Si la persona no ha tenido la suerte de crecer en un ambiente donde se haya sentido querida y valorada positivamente, cuando se incorpore al mundo laboral y a tener relaciones fuera del entorno familiar, se sentirá muy poca cosa ante el desafío que se le viene encima.

Sin embargo, no tienen por qué ser irreversibles aquellos estigmas que nos marcaron en la niñez, ni representar una cadena perpetua. Por fortuna, la vida nos ofrece a cada paso ocasiones de crecer y realizarnos, dejando atrás viejas creencias que nos hicieron sufrir y que ya no necesitamos.

Una baja autoestima puede mejorar considerablemente, con el compromiso que adquiramos con nosotros mismos. La actitud que tomemos ante las dificultades que se nos vayan presentando a lo largo de la vida, va a proporcionarnos un concepto determinante sobre nuestra valía personal.

Si afrontamos las dificultades con el compromiso firme de lograr superarlas, alcanzando los objetivos que nos hemos marcado y conseguimos salir vencedores, nuestra autoestima se verá reforzada; cada triunfo que consigamos será una prueba superada, que va a contribuir positivamente en la opinión que nos formamos al valorarnos a la vez que acrecentará esa confianza que necesitamos para afrontar nuevos retos.

Por el contrario, si elegimos tomar el camino fácil, aquel que nos lleva a renunciar ante las dificultades, desistiendo de conseguir los objetivos; la autoestima se verá dañada y los miedos ganaran terreno a la confianza que tengamos en nosotros mismos, sintiéndonos menos firmes la próxima vez que nos tengamos que vencer dificultades.

En ocasiones puede suceder que se confunda a una persona que tiene una buena autoestima, con alguien que sea arrogante y soberbia; sin embargo, esa apreciación, no tiene por qué ser cierta, pues las personas con una autoestima sólida, no se sienten superiores a las demás, no necesitan probar su valía comparándose con nadie, se aceptan tal como son. Su madurez, les lleva a encajar sus errores sin frustración y los ven como aprendizaje para la vida.

Una autoestima sana y firme, nos evita muchos sufrimientos y nos protege de ser utilizados por otras personas para sus intereses, porque las personas que la tienen, saben decir NO. También sirve para evitar caer en la trampa que en ocasiones nos tiende la *culpa*, una mala consejera, puede llegar a dañarnos con sentimientos mórbidos que pueden llegar a atormentarnos. No debemos dejar de cultivar la autoestima, sea cual sea la edad que tengamos, pues necesitamos tenerla alta para tener una mente relajada y un cuerpo sano.

—La importancia de quererse a uno mismo—

Conocerse a sí mismo, es un gran paso para ganar confianza y seguridad en la vida.

(C. Diez.)

Desde niños, hemos sido educados en unos valores que se sustentaban y continúan haciéndolo, sobre las normas de conducta que marcan unos códigos establecidos en la sociedad. Estos patrones van modificándose a medida que la misma sociedad evoluciona y salen nuevas generaciones. Sin embargo, aunque nuevas corrientes fluyan desde otras direcciones, los patrones sociales y morales conservan la esencia de antiguos valores, no en vano llevan siglos sedimentándose sobre pilares tan firmes como la *religión, la familia y los regímenes políticos.*

Si no fuera porque estos códigos están muy arraigados y a su vez, muy bien valorados por una sociedad, que conlleva cierto grado de hipocresía; no sería extraño que la opinión que tuviéramos de ellos, fuera muy diferente. Pues no cabe duda que en muchos aspectos, fuimos educados en una total falta de amor y respeto hacia nosotros mismos.

Debido a la influencia que las creencias religiosas ejercen en la sociedad, muchos conceptos que se emplean para valorar la conducta de las personas, están vinculados a los dictámenes de estas jerarquías, y en muchos aspectos, sus doctrinas se contradicen con lo que debe ser el respeto hacia uno mismo, al que la persona tiene derecho, tan solo por el mero hecho de nacer.

Solo se necesita detenerse en unas pocas palabras que los sacerdotes y oradores dirigen a sus fieles cuando acuden a los cultos, les instan sin el menor sonrojo a *la renuncia, el sacrifico, la entrega a los demás, la penitencia. . .* sin olvidar que aún sigue vigente el concepto del *pecado* que tanta desdicha ha causado en la gente creyente.

Las religiones se han servido del miedo, para mantenerse vigentes y sobrevivir a los avances que la sociedad ha experimentado con el paso del tiempo, haciendo creer a sus fieles que solo hay dos caminos, su Dios o el caos —Cielo o infierno— Con estas premisas van creando sentimientos de culpa en la gente, que en muchas ocasiones, prefieren renunciar a manifestar sus deseos y a ejercer sus derechos, por miedo a ser connotados de inmorales y egoístas.

Un ejemplo claro, es el concepto que una parte importante de la sociedad creyente, tiene sobre lo que ellos entienden por amarse a uno mismo. Cuando una persona manifiesta públicamente la actitud de amarse a sí misma, suele levantar suspicacias al respecto, y en muchas ocasiones genera cierta alarma en la gente más próxima a su entorno. No en vano este comportamiento de respeto y amor hacia uno mismo, ha estado y aún continúa estando, connotado de comportamiento egoísta y poco generoso, por entender que no es de buena persona, anteponer sus intereses a la consideración hacia el prójimo.

Por el contrario, lo que la religión católica y parte de la sociedad valora de manera positiva, es priorizar la atención a los demás, por encima de la propia, según sus criterios, quienes practican la entrega de si mismos, son personas generosas y caritativas, llenas de las virtudes, esas que tanto se predican en los púlpitos de las iglesias, merecedoras de nobles calificativos; una especie de túnica invisible que les cubre de gloria, algo que no deja de ser muy agradable para el ego que busca ser aceptado y valorado de manera positiva por los demás. Sin embargo, si caemos en la trampa que nos tiende el ego y seguimos el señuelo de la complacencia, estaremos haciendo renuncia de una parte importante de nosotros mismos e inevitablemente la autoestima se verá afectada al no ser respaldada ni atendida, y poco a poco iremos convirtiéndonos en personas frustradas e insatisfechas.

Estos sentimientos nos harán infelices, causando resentimiento hacia nosotros mismos, por no tener el valor de respaldar nuestros deseos y vivir del modo que nos gustaría hacerlo. Así vamos acumulando en nuestro interior ese malestar que nos va desgastando, pero que por cobardía preferimos mantenerlo oculto bajo ese halo de bondad, con el que enmascaramos nuestras incapacidades y miedos.

Nunca he confiado demasiado en las personas aparentemente "cuasi" perfectas, cargadas de virtudes, aquellas que se muestran tolerantes ante las provocaciones y los agravios; suelen ser los mismos que de manera sumisa muestran siempre la otra mejilla. Me siento más cómoda ante la gente que reacciona de manera natural, mostrando abiertamente sus emociones, sin que por ello tengan que ser irrespetuosas con quien piensa de manera diferente. La tibieza y la falta de rigor, más que concordia, generan confusión.

Para mantener unos patrones de comportamiento, que les hagan parecer personas de intachable conducta, la sociedad echa mano de la hipocresía, que les sirve de comodín a aquellos que no se atreven a actuar como desearían en realidad, aunque ese comportamiento fingido, no les reporta ninguna satisfacción, pues es bien conocido por todos, que engañarse a uno mismo es tarea imposible.

CAPITULO 11

PERCEPCIÓN SENSORIAL

La sabiduría que da la experiencia del vivir consciente, es la puerta de salida a la liberación del sufrimiento; las dudas, preocupaciones y miedos, tienen su origen en el desconocimiento del YO profundo. Tan solo con un sencillo rastreo por nuestro interior, podemos darnos cuenta que es más lo que ignoramos que lo que conocemos de nuestras capacidades y reacciones ante situaciones inesperadas.

Debido a que somos unos desconocidos para nosotros mismos, sentimos inseguridades y miedos, en ocasiones anticipados, que con frecuencia empañan la tranquilidad de nuestro vivir cotidiano, haciéndonos sufrir por algo que ni siquiera es seguro que suceda, restándonos calidad de vida, por falta de confianza en nosotros mismos.

Cuando volvemos la mirada al pasado, nos cuesta admitir la visión retrospectiva que recibimos de nosotros mismos, algo parecido nos ocurre cuando rememoramos episodios de la historia de nuestra vida. Los vemos como una película difuminada, en la que nos cuesta aceptar el papel de protagonistas que fuimos, de aquellos acontecimientos.

Con frecuencia oímos comentarios de lo efímero que es el tiempo, unque el tiempo según Einstein este no exista, hay que recordar la famosa frase en la que dijo. —El tiempo solo existe en nuestros relojes—. Pero nosotros, que nos movemos en el mundo de la materia, gran parte de nuestra vida la pasamos con la mente proyectada al exterior, perdiendo toda conexión consciente con nuestro YO, dejándonos llevar por la inercia de las costumbres y la rutina, sin dedicar tiempo a cultivar la instrospección.

Debido a que la mayor capacidad de procesamiento del cerebro la ocupa la mente inconsciente, el espacio que deja para el estado consciente es limitado. Además teniendo en cuenta que el cerebro recibe constantemente estímulos del exterior, que tiene que procesar; la única manera de liberar espacio en nuestra mente y no sobrecargarla, es intentar proyectar los pensamientos hacía el presente, evitando caer en el vicio de recrearnos en la nostalgia del pasado o en las elucubraciones del futuro. Esta capacidad, es casi una virtud, que como todo en la vida, se consigue con el entrenamiento.

Es cierto que todos necesitamos en un momento dado regresar al pasado con nuestro pensamiento, rescatar escenas e imágenes de las que fuimos protagonistas o meramente espectadores; son flases que nos llegan desde el archivo que queda grabado en la mente y a veces aparecen de manera inconsciente o en ocasiones son activadas por algún estímulo que nos llega del exterior. Algunos psiquiatras y psicólogos, mantienen la teoría de que en nuestra mente inconsciente, rige un sentido de intemporalidad y es por eso que con frecuencia saltamos del pasado al futuro implicándonos emocionalmente en hechos pasados, con la misma intensidad y nitidez que cuando los vivimos en el presente.

Regresar con nuestra mente al pasado, no tiene por qué significar algo negativo, si lo hacemos con objetividad y con actitud constructiva. Por ejemplo, si hacemos un rastreo de algún acontecimiento que no nos salió como nosotros habíamos pensado o nos hubiera gustado. No debemos culpabilizarnos por creer que cometimos un error. En mis clases y seminarios, me gusta dedicar un apartado a lo que yo llamo ingeniería del pensamiento, consiste en hacer un giro de ciento ochenta grados a lo que suele ser la manera habitual de pensar; consiste en ser capaces de ver aquel "error o fracaso", como una oportunidad que la vida nos ha brindado para aprender a hacer las cosas de manera diferente, y de hacernos más sabios. Algo tan sencillo e inteligente, como cambiar un pensamiento que nos hace daño, por otro que nos anima y fortalece la autoestima. Lo opuesto a esta actitud constructiva la tienen aquellas personas que recurren con excesiva frecuencia al pasado para refugiarse en él, con la sensación de haber sido víctimas de la "mala suerte" excluyendo toda responsabilidad sobre sus actos y pasando por alto la reflexión necesarea para saber qué es lo que no deberían repetir.

Cuando nuestro pensamiento está en tiempo pasado o proyectado hacia predicciones de futuro lo que estamos haciendo, es forzar una dicotomía entre cuerpo y mente, que como sabemos, ambas partes deben estar integradas para que la energía no se disperse y nuestro cerebro pueda estar centrado en lo que estamos haciendo. Vivir en el presente, significa desprendernos de todos los recuerdos atávicos y creencia que nos limitan, dejando de juzgar, y sobre todo proyectando nuestra energía en vivir de manera creativa.

Cuando perdemos el interés por llevar a cabo tareas y objetivos que suponen un reto, perdemos la capacidad de ilusionarnos y dejamos de dar sentido a nuestra vida a la vez que abrimos la puerta a la abulia, deslizándonos por una pendiente peligrosa que puede llevarnos a la depresión.Vivir sin propósitos, es vivir al azar, como navegar sin rumbo; la persona que vive de esta manera corre el riesgo de llegar a pensar que su vida carece de sentido y cada día que despierta es un día vacío de contenido, sin un referente donde fijar la atención y concentrar su energía.

—Centrar la atención en el presente—

No pienses en las cosas que fueron y pasaron.
Pensar en lo que fue, es añoranza inútil.
Pensar en el futuro, es impaciencia vana.
Es mejor que cuando llegue el comer abras la boca
Que cierres los ojos, cuando te llegue el sueño.

(Proverbio chino)

Recuerdo con gran satisfacción, la enriquecedora experiencia que me proporcionó un seminario que tuve la ocasión de impartir a un grupo de personas. Lo llamamos EL TALLER DE LOS SENTIDOS, pienso que el título fue acertado, pues se trataba de proyectar la atención a la percepción sensorial a través de los cinco sentidos que todos conocemos. **Vista, oído, olfato, gusto, tacto.**
Estos son los sentidos que aprendimos de los libros de la escuela cuando éramos niños. Pero existen otras muchas percepciones que sin llegar a la categoría que le otorgamos a los cinco convencionales, están integrados en nuestra inteligencia sensorial: *La percepción del dolor, la presión, la capacidad de percibir los diferentes cambios de temperatura, el equilibrio mediante el cual nos orientamos. . .* también forman parte de los sentidos, pero en aquel seminario, nos ceñimos únicamente en los cinco más nombrados.

Para trabajar con un sentido específico, debíamos restringir al máximo los estímulos y la percepción de los restantes, limitando en lo posible, que por asociación, pudieran interferir en la prueba. Así que para potenciar el sentido del olfato, bloqueábamos el de la vista, tapándonos los ojos, igual para el tacto, de esta manera anulábamos la asociación de colores con el gusto y el tacto. . .

Para el sentido de la vista, empleamos la *cromoterapia*, para el sentido del oído, la *musicoterapia*, para el del olfato, *aromaterapia*, para tacto, empleamos objetos y elementos de diferentes texturas y volumen.

Cuando trabajamos con el sentido del gusto, lo hicimos sentados delante de una mesa donde había varias clases de alimentos; tratamos de reproducir un ambiente parecido al que solemos hacer cuando comemos en familia o en una reunión de amigos. Aunque todo el grupo sabía que se trataba de reproducir un clima preciso, para demostrarnos a nosotros mismos la manera de comportarnos, tan nociva que tenemos habitualmente a la hora de comer, fue fácil involucrarnos de lleno en el experimento.

Mientras comíamos, manteníamos una conversación animada entre todos, en ocasiones subíamos el tono de voz para competir con otras discusiones y debates que se había iniciado al otro extremos de la mesa. Además del bullicio que causábamos al hablar, al fondo del comedor había un televisor conectado a un volumen considerable, pero pasaba desapercibido a causa del ambiente animado que habíamos creado. El tiempo iba transcurriendo de manera agradable, y la comida que había en la mesa iba desapareciendo al mismo ritmo que las botellas de bebida. Sin embargo, los comensales, apenas habían hecho alusiones a los alimentos que estaban tomando. Claramente estaban dando prioridad a la conversación, pasando por alto algo tan importante como son los alimentos que ingerían.

Poco después de tomar el postre, pedí a los asistentes que se serenaran, que dejaran a un lado las charlas y me escucharan; les pregunté cómo se sentían, si estaban satisfechos con lo que habían comido, cualquier cosa que les hubiera provocado un comentario. Por lo visto, les había gustado todo lo que les servimos, pero ninguno supo decirme cómo estaban elaborados, ni siquiera en qué consistían, a mayor parte de ellos, estaba claro que habían prestado más atención a sus compañeros de mesa, que a lo que habían comido. Una actitud tan común, como `poco recomendable.

Cuidar la alimentación, no es solamente elegir productos sanos y cocinados de manera adecuada; cada vez son más los medios de comunicación y los consejos médicos que inundan a la sociedad con recomendaciones para alimentarse de manera sana, desde luego que es muy importante cuidar la alimentación, pero se olvidan de incluir en éstas prácticas el apartado de cómo debemos procesar e ingerir esos alimentos. Por ejemplo, los beneficios de una correcta masticación e insalivación, que nos ayuda a sentir antes la sensación de estar saciados, evitando el sobre peso y la obesidad, además de muchos otros beneficios, como favorecer la digestión y ayudar a nuestro organismo a aprovechar más y mejor las propiedades de los alimentos que comemos. Realizar el acto de comer, de manera consciente, previene enfermedades y mejora la salud.

CROMOTERAPIA

—Colores para una crisis—

Cuando atravesamos una época de crisis, sea de la índole que sea, tanto si es *afectiva, económica o quizá un punto de inflexión en nuestra evolución personal,* solemos comportarnos de manera parecida a lo que hacemos en un día de lluvia.

Nos levantamos, miramos a través de la ventana y al contemplar la luz grisácea del ambiente y las gotas de agua que salpican los cristales, sentimos que nuestras energías disminuyen, es como si se replegaran hacia el interior, de donde habían nacido durante el descanso nocturno.

Las actividades que teníamos programadas, comienzan a parecernos excesivas, vemos montañas donde momentos antes solo veíamos llanura, y si nos es posible, cancelamos o posponemos todo aquello que no sea imprescindible.

En mayor o menor grado, somos conscientes de las influencias que ejercen en nosotros las condiciones climatológicas. *Luz, temperatura, humedad, presión atmosférica* . . . pero como sabemos que nada de esto podemos modificar a nuestro antojo, capeamos como podemos el temporal que nos cae encima, esperando que escampe y de nuevo luzca el sol y nos aporte la energía que nos falta. Sin embargo, acostumbrados a esperar soluciones externas, basadas fundamentalmente en la tecnología y la ciencia, nos hemos alejado a

distancias astronómicas de remedios y terapias naturales, eficaces e inocuas, que afortunadamente comienzan a resurgir, de manera casi milagrosa e inexplicable, entre las capas altas del conocimiento científico y también de la conciencia social.
Son ejemplos de éstas técnicas, *la musicoterapia, la aromaterapia la cromoterapia* . . . precisamente sobre ésta última, deseo reseñar la influencia que ejerce en nuestro estado de ánimo y por consiguiente, en nuestra salud.

Es frecuente que entre los altos mandatarios y personas con gran poder de decisión en diferentes campos de la sociedad, tengan en sus equipos de asesores un responsable de imagen que les orienten y les den pautas de la manera más adecuada de vestir. Se dijo en su momento que el presidente Kennedy cuando iba a comparecer en un acto de relevancia, en el que debía ejercer gran influencia, solía vestir corbatas con motivos rojos. Tal vez sus asesores eran conscientes de la influencia que el rojo ejerce en la proyección de la imagen y la personalidad.

Sabemos que los colores son vibraciones de onda, que penetran en nuestros ojos a través del cristalino, proyectándose por el nervio óptico hasta las células del cerebro. Cada color transmite diferentes frecuencias y así, cada color afecta de diferentes maneras a la psiquis, lo que repercute en el comportamiento de la persona. No es lo mismo vestirnos de color rojo, que si elegimos prendas de color azul.

El color rojo, nos carga de energía, proporciona calor, facilita la actividad física y mental, en cambio el azul proporciona sensación de paz y tranquilidad, facilita la relajación.

Con frecuencia en nuestro vivir cotidiano, al abrir el ropero y elegir qué vamos a ponernos, no somos conscientes de que estamos siendo influenciados por condicionantes externos, ajenos a nuestra voluntad. Sin embargo, el estado de ánimo, se mimetiza con la tonalidad de la luz, temperatura y otros factores ambientales, en los que habitualmente no reparamos.

Es una pena que desaprovechemos remedios tan útiles que gentes muy sabias empleaban para mejorar su salud y bienestar, y que deberíamos utilizar, como legado de una manera de vivir más coherente y en sintonía con la naturaleza.

MUSICOERAPIA.

¿Qué es la musicoterapia? Por definición podríamos decir que la musicoterapia es la sanación mediante la música, pero decir solamente esto, sería una definición muy simplista, pues la música aplicada como herramienta para tratar enfermedades, es algo mucho más complejo. Su influencia va más lejos, el ámbito que alcanza es muy amplio; afectando a las funciones, *físicas, emocionales, mentales, cognitivas, sociales. . .* por lo que, empleada de manera correcta, beneficia a la inteligencia emocional de las personas aumentando la capacidad de. *Identificar, entender y manejar,* correctamente las emociones. De modo que facilita las relaciones con los demás y ayuda a alcanzar metas y objetivos; también es una buena herramienta para manejar el estrés y las frustraciones.

La historia de la musicoterapia se pierde en la noche de los tiempos, en todas las culturas, se ha empleado esta técnica, con fines diferentes. *Los cánticos, salmos, oraciones, mantras. . .* son en su esencia sonidos y estructuras rítmicas que inducen a la concentración, el aislamiento y la relajación.

Los que podrían considerarse terapeutas de otros tiempos serían los *chamanes, gurús, sacerdotes,* que heredaban de sus antepasados las artes y secretos de sus prácticas. Hoy día la musicoterapia, está reconocida abiertamente por profesionales de la medicina y en algunas facultades universitarias puede estudiarse de manera reglamentada.

Afortunadamente la sociedad va soltando lastres y convencionalismos, a la vez que va dejando de sentir prejuicios por aceptar métodos que no pertenecen a la enseñanza reglamentada a la vez que abre puertas a otras técnicas que hasta hace poco podría decirse que formaban parte del mundo esotérico.

Si estamos de acuerdo con la premisa de que el entorno en que vivimos, modifica e influye en nuestro estado de ánimo y por ende, en nuestra salud, mediante la percepción sensorial que percibimos a través de nuestros sentidos; es lógico pensar que la música que escuchamos, tenga un efecto relevante sobre nuestro comportamiento. La neurociencia admiten abiertamente que la musicoterapia tiene sustento científico y reconoce que, empleada adecuadamente por un profesional, ejerce poderes curativos, considerando a esta técnica como un importante reductor de la ansiedad.

La influencia que ejerce la música en el cerebro puede variar, dependiendo de varios factores como: *Los tiempos, el ritmo, la armonía, la tonalidad, la altura, la intensidad, la instrumentación,* estos serían los condicionantes técnicos, pero además cuentan otros factores, como son los ambientales, el entorno que nos rodea al escuchar las melodías. Si a una música suave le añadimos un ambiente que nos aporta elementos relajantes como puedan ser. *La cercanía del mar, un paisaje de la naturaleza, la ausencia de ruidos disonantes, colores que transmiten paz al espíritu, l*os efectos de la musicoterapia se potencian, influyendo en las ondas cerebrales y en el sistema endocrino con mayor capacidad curativa.

—Elegir la música adecuada—

Debemos tener en cuenta que el cerebro capta a través del oído los mensajes acústicos que nos envía la sintonía que escuchamos, y que lo interpreta según sean las características de la misma. Aunque la música no sea un compuesto químico como lo es cualquier fármaco, también puede tener efectos contraindicados, dependiendo de la composición que escuchemos y del momento que elijamos. Podemos sentirnos, *tristes, alegres, excitados, relajados, melancólicos. . .* no siempre debemos dejarnos llevar a la hora de escuchar música, por lo que nuestro estado de ánimo nos pida, ya que podemos estar pasando momentos complicados como pueden ser: *Crisis sentimentales, apertura a una nueva conciencia, rupturas de relaciones, pérdidas de personas que fueron muy importantes en nuestra vida. . .* en estos casos debemos de cuidar que la música que escuchemos, no incremente el bajo estado de ánimo que tenemos.

Aunque nos resulte doloroso, es aconsejable vivir de manera consciente cada cambio que suceda en nuestra vida, para que la mente lo procese y podeda superarlo emocionalmente, de esta manera impedimos que se instale en nuestra memoria, como esa sombra negra que no somos capaces de superar. Aunque no es sencillo de conseguir, evitar caer en la trampa de la autocompasión y de los sentimientos mórbidos, en momentos difíciles de la vida, debemos esforzarnos en conseguirlo, mirando hacia adelante con entereza. Para ayudarnos a salir de ese hábito poco higiénico, podemos ayudarnos con la música, siempre que la elijamos el momento y la melodía correcta.

Si una persona está pasando por el trance doloso de una ruptura sentimental, lo menos indicado para superar el dolor que le produce esa pérdida, será escuchar canciones de amor, ya que tanto la melodía como el mensaje de la canción, van a retrotraerla a momentos que ha vivido con su pareja y que ya no tiene la posibilidad de repetir. En estos casos lo aconsejable sería dejar reposar por un tiempo las emociones, serenándose con paseos por la naturaleza, en lugares que no haya frecuentado antes, practicando alguna actividad física. Ampliar su círculo de amistades, introduciendo personas nuevas que le aporten visiones de las cosas desde prismas diferentes, le ayudarán a abrir en su vida nuevos horizontes.

En el campo de la salud, dónde la música ejerce mayor relevancia, es en la parte que se relaciona con relajación física y mental; en mi experiencia de muchos años con grupos de yoga y control mental, he podido comprobar la herramienta imprescindible que es la música, al menos cuando la persona que se inicia en éstas técnicas le resulta difícil conseguir la capacidad de abstracción que precisa la mente, para la práctica de la meditación.

A la hora de elegir la música para el fin que nos hemos propuesto, existen estudios que aconsejan la clase de melodía que debemos escuchar; sin embargo, debemos de tener en cuenta nuestro criterio personal, más que los consejos que nos puedan dar los expertos en el tema ya que se ha comprobado que no todas las personas reaccionamos igual ante la misma partitura, pues no todos tenemos el mismo espectro de resonancia emocional. Además está el efecto que ejerce la historia de nuestro pasado, que va a influir a la hora de escuchar música

Un ejemplo pueden ser, dos personas que escuchan la misma pieza musical. Una, la estaba escuchando, cuando de pronto le dieron la noticia de la muerte de un familiar. Mientras que la otra, que estaba escuchando la misma sintonía, se encontraba en una situación completamente opuesta, cuando sonaba la música, estaba viviendo con su pareja, momentos sublimes de amor. Como es fácil suponer, la misma canción, con el paso del tiempo, al volver a ser escuchada por ambas personas a cada una le evocará recuerdos diferentes, que se traducirán en estados mentales, también diferentes.

Estos condicionantes, se deben tener en cuenta en el momento de elegir qué música vamos a elegir, si deseamos beneficiarnos de sus influencias. Sin embargo existen sonidos indiscutibles, capaces de inducir en nuestro cerebro de manera muy precisa, estados relajación, como los que se emplean para el *yoga, la meditación. . .*

Sonidos relajantes:

Música ambiental.
Música clásica.
Sonidos de la Naturaleza.
Sonidos de lluvia.
Sonidos del mar.
Sonidos del bosque.

CAPITULO 12

EL RUIDO

**No hay camino para la paz.
La paz es el camino.**

(Gandhi)

Debemos reconocer que vivimos en la era del ruido, las mayores concentraciones de población, viven en grandes ciudades, algunas denominadas metrópolis por su dimensión, en estos lugares es difícil encontrar un sitio en el que no haya ruido, donde se pueda hallar el sosiego y la paz que proporciona el silencio.

Las calles están atestadas de coches que además de los gases tóxicos que despiden sus motores también producen contaminación acústica, con el ruido que causan al circular, además de los cláxones y sirenas que en ocasiones hacen sonar de manera despiadada.

Este *ruido/ambiente*, se convierte en un sonido de fondo que envuelve a la atmósfera que nos rodea, y con el hábito se va haciendo familiar a nuestros oídos, hasta llegar a pasar desapercibido a nuestra percepción sensorial.

Sin embargo, eso no quiere decir que por el hecho de que nos acostumbremos a vivir en medio del ruido, vayan a desaparecer los efectos dañinos que para nuestra salud representa el vivir en un ambiente donde la contaminación acústica es permanente.

Pero además del ruido de los vehículos, hay otras muchas fuentes contaminantes, como son las industrias situadas cerca de núcleos urbanos, locales de ocio, aeropuertos. . . Al este sonido de fondo que soporta nuestro cerebro, debemos añadirle los ruidos que se generan en el hogar, que su impacto sobre nuestra salud no es nada despreciable. *Electrodomésticos, televisión, radio, en ocasiones música con exceso de volumen.* Todo junto, configura un mapa sonoro en el que estamos inmersos y con el que convivimos permanentemente, incluso cuando dormimos, y del que la mayoría del tiempo no somos conscientes.

Además de los ruidos habituales de nuestros hogares, debemos sumar aquellos que se cuelan a través de paredes y puertas de las viviendas de los vecinos, que en ocasiones, se convierten en una auténtica pesadilla de la que es complicado salir. Por desgracia, las normativas que se aplican en la construcción de viviendas, dejan bastante que desear en cuanto a la insonorización e higiene acústica, permitiendo construir edificios con tabiques excesivamente vulnerables al ruido, hasta el punto que no se necesita ver, para imaginar cómo son las vidas de nuestros vecinos.

Como consecuencia de esta permisibilidad a la hora de construir los edificios donde la gente pasa la mayor parte de su vida, las personas que viven pisos, acaban convirtiéndose en víctimas y verdugos unos de otros, discutiendo por las molestias que causan a veces al realizar las tareas normales de un hogar, pero que no deja de ser una intromisión en la privacidad.

Estos conflictos entre vecinos se han convertido en un auténtico problema social, para el que ha sido necesareo crear leyes que contemplan normas que marcan unos horarios de descanso, donde los decibelios que se pueden alcanzar son determinados por esa ley.

Sin embargo, los juzgados de justicia, cada vez reciben más denuncias a causa de estos conflictos, donde llega la gente desesperada, con los nervios crispados, por la indignación y la falta de descanso. Estas personas, acaban pasando también por las consultas de médicos y psiquiatras a causa del estrés y de multitud de síntomas que en ocasiones acaban en trastornos serios de salud.

Como consecuencia de tanta incomodidad y de la impotencia de sentirse vulnerable ante un enemigo al que no saben cómo combatir, son muchas las personas que han iniciado un éxodo de las ciudades hacia el campo, en busca de un entorno más tranquilo y saludable.

—Patología del ruido—

El ruido afecta al organismo a través del oído, que se comunica con el sistema nervioso central y este a su vez con el sistema endocrino, que regula el funcionamiento hormonal.

Algunos de los efectos psicológicos del ruido no deseado son. *Sensación de desagrado, molestia constante y pérdida de concentración.* Además, niveles altos de inmisión sonora pueden provocar trastornos en la salud mental y física como. *Cefaleas inestabilidad emocional, irritabilidad, agresividad síntomas de ansiedad, alteración en el ritmo cardiaco y de la presión arterial, perturbación del sueño, lo que conduce a falta de atención en el aprendizaje, pérdida de audición. . .*

—Secuelas—

Los principales problemas de salud que presentan las personas que sufren contaminación acústica incluyen los siguientes síntomas.

Cansancio habitual 74 por ciento.
Trastornos del sueño 67 por ciento.
Migrañas 53 por ciento.
Ansiedad 49 por ciento.
Perdida da audición 45 por ciento.

No cabe la menor duda que el ruido se ha convertido en una epidemia de nuestro tiempo, que pone en peligro el equilibrio de la salud física y mental de las personas, al que la sociedad aún no le ha concedido la importancia que realmente tiene.

Para solucionar éste problema es necesareo una profunda concienciación de lo grave que es esta plaga, que ya afecta a millones de seres humanos en el mundo, como consecuencia del frenético ritmo que llevamos, al que nos ha conducido este desatino, mal llamado "progreso".

CARTA A MI CUERPO

Querido cuerpo:

El motivo de esta carta se debe al deseo de volver a contactar contigo.

Hace tiempo que hemos estado distanciados y aunque hayamos hecho juntos el mismo recorrido, lo hicimos cada uno por un lado distinto del camino.

No busco el modo de justificar mi desinterés hacia ti, pero deseo decirte que varios cambios han sucedido en mi vida, que me han tenido muy ocupada. Un nuevo trabajo, un cambio de vivienda, nuevas amistades. . . en fin, que ha sido un no parar; incluso he recibido la incómoda visita del estrés, que se ha quedado a vivir conmigo largas temporadas, sin haber sido invitado. . .

Imagino que te resulte fácil comprender que con tanto trajín me haya olvidado de ti, en parte se debe a que sueles ser un compañero complaciente y silencioso, con gran dosis de generosidad y paciencia.

Nunca reclamas nada y siempre estás dispuesto a servirme, haciendo lo que deseo sin poner ninguna objeción, en ocasiones me consta que te he forzado a hacer cosas que no te han sentado nada bien, como han podido ser:

—A levantarte a horas intempestivas a estar sin dormir, más tiempo del que te hubiera gustado a pesar del cansancio que te invadía.

—A comer alimentos que no te sientan bien o a comer en exceso, saturando tus funciones.

—A permanecer demasiado tiempo en ambientes contaminados de aire viciado y ruidos molestos.

—A compartir espacio y tiempo con personas tóxicas, que te transmitían malas energías.

—A soportar condiciones climatológicas extremas, que podían dañarte.

—A tantas cosas que no te gustaban y aceptaste con sumisión y obediencia . . .

Por todo ello debo darte las gracias y comprender, que si en algún momento tu fortaleza se ha visto resentida, no debo quejarme, ha sido mía la culpa, por no haber sabido cuidarte.

FIN